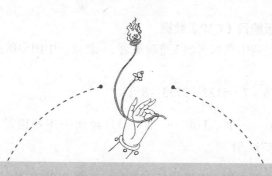

初识月经病
中西医辨治

董晓英 / 著

U0334936

中国中医药出版社
·北 京·

图书在版编目（CIP）数据

初识月经病中西医辨治 / 董晓英著 .—北京：中国中医药出版社，
2017.5
ISBN 978 – 7 – 5132 – 3733 – 8

Ⅰ . ①初… Ⅱ . ①董… Ⅲ . ①月经病—中西医结合—诊疗
Ⅳ . ① R711.51

中国版本图书馆 CIP 数据核字（2016）第 260898 号

中国中医药出版社出版

北京市朝阳区北三环东路 28 号易亨大厦 16 层
邮政编码　100013
传真　010 64405750
廊坊市三友印务装订有限公司印刷
各地新华书店经销

开本 880×1230　1/32　印张 10.5　字数 243 千字
2017 年 5 月第 1 版　2017 年 5 月第 1 次印刷
书号　ISBN 978 – 7 – 5132 – 3733 –8

定价　30.00 元
网址　www.cptcm.com

如有印装质量问题请与本社出版部调换
版权专有　侵权必究

社长热线　010 64405720
购书热线　010 64065415　010 64065413
微信服务号　zgzyycbs

书店网址　csln.net/qksd/
官方微博　http：//e.weibo.com/cptcm
淘宝天猫网址　http：//zgzyycbs.tmall.com

作者简介

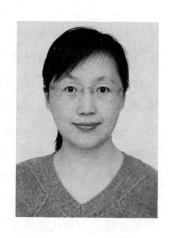

　　董晓英（1975—　），医学博士，副教授，副主任医师。毕业于北京中医药大学，从事中西医妇产科临床工作近20年，受到导师牛欣教授中西医结合创新学术思想影响，跟随中医妇科专家金哲教授、朱桂茹教授学习，现为首都医科大学中医药学院中医基础学系教师，主要讲授中医本科必修课《内经选读》、全校选修课《中医学基础》和《中医诊断学》，擅长利用中西医结合的方法治疗子宫肌瘤、卵巢囊肿、多囊卵巢、卵巢早衰、月经不调、痛经、盆腔炎、阴道炎，以及围绝经期和绝经后相关疾病；同时对产后相关疾病也颇有经验，包括产后乳汁不畅、产后溢乳、产后身痛、产后抑郁、产后闭经等；另结合多年的临床经验融合《黄帝内经》的养生理念形成了针对亚健康状态女性系统性干预和指导方案（包括饮食、运动、营养、心理等方面）。

从事中医药防治卵巢早衰的机制研究，现为中国中西医结合诊断专业委员会常委，北京市中医药学会生殖专业委员会委员，以第一作者在核心期刊发表论文30余篇，参编教材两部，主持北京市自然基金面上项目、北京中医药科技专项、首都医科大学中医药专项、基础临床合作课题等多项科研课题，负责北京市中医药管理局名老中医工作室站建设，参与各类国家级课题多项。获得全国青年教师基本功比赛二等奖、北京市青年教师基本功比赛一等奖、首都医科大学青年教师基本功大赛一等奖等。

著者的话▍

　　这是一本专门写给女性朋友的实用书，也是送给我那群聪明可爱的学生们的一个礼物。

　　20年前，在大学读中医专业的我被阴差阳错地分到了西医妇科，整整10年的临床下来，夯实了我的西医妇科基础。10年后，我有幸进入北京中医药大学攻读研究生，在中医妇科上有了更多、更深的感悟。博士毕业后，我进入高校讲授中医基础理论，同时在医院出中医门诊。我回过头来发现，妇科病依然复杂难治，总结起来就是3个字：难、旧、繁。

　　所谓"难"：女人都有难言之隐，往往就是妇科病，其中大多是由于月经不调而致。另外，妇科病比较难治，不但需要懂得女人的身体，而且还要懂得女人的心理。

　　所谓"旧"：妇科自古有之，从春秋时期就有女医，从古至今留下的中医妇科方剂也不少，但是现代的中医妇科病种繁多，再加上中西合参，有些古方就显得比较旧。以古为鉴的基础上结合现实进行发展是方向。

　　所谓"繁"：中西医结合治疗妇科疾病已经取得了大家的一致认可，尤其是月经不调（妇科内分泌疾病）效果更好，但是如何结合好是关键的问题。这就要求中医妇科医生要中西融会贯通，对于繁杂的检查和化验都能了然于心。

　　由此，治好妇科疾病要有天时、地利、人和三方面的因素。

所谓天时：一方面，天时包括天癸，这个肾中所藏的精微物质影响着女性一生。天癸至，说明青春期到来；天癸竭，说明女人进入老年期。因此，如何为女性患者调整天癸，使其处于正常状态、发挥正常功能是对医者医道的考验。另一方面，天时就是时间，也就是治疗妇科疾病要在不同的时间运用不同的方法，顺应月经期、经后期、经间期、经前期这样的变化，同时又要依靠基础体温、激素检查、超声这些现代辅助手段，这样才能达到最佳治疗效果。

所谓地利，其中的"地"是指土地，对女性而言，她们的土地就是子宫。如何让子宫这块土地得到充足的营养，每个月都能有规律的变化，需要种植时还能够顺利埋下种子，让它生根、发芽，这是中医妇科医生治疗的目的。一方面，医生在选方用药之时就要考虑到这块土地既不能施肥太多，也不能不给养料，因此选择药物时一定要平和：植物性药物要选根、茎、叶、花、果，动物性药物也要平和不伤正。另一方面，就是重视颐养。在治疗的同时，作为医生，要给患者以信心，使其调畅情志；给患者饮食的指导，使其调节饮食；给患者生活的指导，使其起居有常；给患者辅助治疗的指导，使其综合施治。

所谓人和，是指患者与药物要和。《黄帝内经》有言："病不许治者，病不必治，治之无功矣。"意思是说，患者要对医生信任，相信药物可以发挥治疗的作用，这样药物才能够直达病所。如果患者一开始就不信任医生，医生最好也不要再开药给她了。另外，这个"和"字还指夫妻和。女人的一生需要男人，这是其生物性本能。《黄帝内经》云："阴阳合方能有子。"实际上，不仅仅为了有子，夫妻和对于女性身体的健康也至关重要。因此，家庭和睦才有幸福的生活，生活幸福身体才会健康无病，最终达到"形与神俱"的境界。

月经病在妇科疾病中是发病最多、病种多样的一类疾病，单纯中医或西医治疗总有不尽如人意之处。正所谓，尺有所短，寸有所长，中医妇科既不能摒弃西医，也不能全部照搬西医的思路，中西医结合才是当代中医妇科的发展方向。我大学读的是中西医结合专业，经过多年的临床实践有一些心得和感想，总想写成文字与大家分享，这也可以说是写这本书的缘由。

关于月经病调治，我总结出3个字：调、治、养。

所谓"调"，一方面是调月经。中西医结合治疗月经不调具有明显的优势，本书对中西医结合治疗月经失调进行了一些探索。结合西医的检查结果，中药治疗时会根据不同的时期选择不同的药物，因此中西医结合会发挥出"1+1＞2"的效果。另一方面，根据年龄调。本书针对性较强，是针对不同年龄阶段女性的生理特点进行调治。即便是同一个疾病、同一个证，不同年龄的治疗方法和选方用药也会有所不同。

所谓"治"，即月经不调需要个体化辨证论治。作为讲授《黄帝内经》的教师，我了解大量利用《黄帝内经》思想治疗疾病的妇科古医案，并希望以某种方式将其整理出来。因此，构思本书时就以经典古医案作为引入，并进行白话解读，希望让读者感受古代名家治疗妇科病的思想，之后有具体的现代医案。这些医案都是我临床中亲身经历的典型案例，每个医案都是一个完整而真实的故事。患者们既是我的患者，也是我的朋友。在为患者治疗的同时，我倾听着她们的真诚倾诉，她们的喜怒哀乐曾经深深打动过我。作为医者，这也是我行医经历的一部分。本书就是通过记录她们的故事、分析治疗的经过，从而阐述我的治疗思路。

所谓"养"，即月经病需要全方位调养。中医讲求整体观念、辨证论治，把人看成一个整体，在采用药物治疗的同时，还会辅以情志调理、饮食调整，以及穴位按摩等简便易行的方法，以达到理想的治疗效果。

早在几千年前，女医就作为中华医学的一个重要分科出现了。在著名的《黄帝内经》十三方中，就已经有关于月经病治疗的方药。此后，历代医家中妇科名家更是层出不穷。随着现代社会和科技的进步，现代科学技术带给我们更多的方法、技术和手段，从某种意义上讲，这些可以视为中医妇科"四诊"（更确切地说是望诊）的一个外延：B超让我们看清了子宫的模样、内膜的厚度和卵巢的形态；激素检查让我们明确了卵巢的功能和体内的内分泌功能；对基础体温的测量，让中医阴阳的消长变化以客观的图形形式展现得淋漓尽致。可以说，这些先进的现代检测手段给中医妇科的治疗开启一个前所未有的、崭新的空间。作为一名中医妇科医生，当务之急就是充分利用现代诊疗技术，将其用于妇科疾病的治疗当中，以达到最大化效果。

本书围绕月经病进行论述，每章均分为古案篇、认识篇、治疗篇、调养篇和心得篇。

一曰：古案篇。阅读古医案，可以开阔视野，启迪思路，提高临床诊疗水平。清代医家俞震曾云："成案甚多，医之法在是，法之巧亦在是，尽可揣摩。"这一部分，主要从《名医类案》《古今医案按》等经典医案中选出古代医家治疗月经病的典型医案，并进行白话解读，最后做出点评，旨在通过古人的经验为今天的诊疗提供更多启示。

二曰：认识篇。这部分综合了中西医对月经病的认识，以其作为中西医结合治疗月经病的理论基础。一方面，将古人对月经病的认识进行阐释，从病因、病机两个方面进行分析。另一方面，对该病的西医学认识进行阐述，说明中医的月经病包括西医学的哪些疾病，这些疾病的特点是什么，有哪些可能的发病机制，为中医治疗的科学性提供依据。

三曰：治疗篇。这部分是本书的核心内容。中医治病不同于西医，每一个病人都是一个不同的个体，因此每一个病例的治疗都是个体化治疗。妇科病也是如此。女性不同的时期有不同的生理特点，每个月又有周期性变化的规律，受诸多内外因素的影响而成月经病。治疗时要详细询问，全面掌握患者的病情，耐心细致，让患者愿意倾诉其"难言之隐"，这样治疗才能有的放矢。同时对患者进行心理疏导，鼓励她们配合治疗，树立战胜疾病的信心。我将 20 年来的临证经验，按照不同年龄阶段将典型医案进行整理，以故事的形式，通过临证，从中西医不同视角对医案进行分析，对辨证思路进行详细阐释，为读者展现一个个完整、生动、鲜活的治疗案例。

四曰：调养篇。在治病的同时，调摄是至关重要的一种手段。书中介绍了一些常用适宜技术如灸疗，以及食疗等方法，作为辅助治疗手段。

五曰：心得篇。本篇是我多年来临床实践中形成的一套治疗思想。我从中医诊疗思想出发，又辅以西医学对疾病的认识及其先进的检测手段，多年来，在选方用药中逐渐形成了自己的治疗特点。可以说，这部分内容是我诊疗思路的精华，希望能给同行以启发。

这本书可以看作我 20 年来读书和研究、教学和行医、经验和教训的一个阶段性总结，限于水平，疏漏之处在所难免。本书若能成为一块可以与中医同道讨论并引出和田美玉的石砖，则于愿足矣。本书的顺利完成要感谢我可爱的学生张淼，她利用业余时间进行医案的录入和稿件的校对，教学相长，乐在其中。

董晓英

2016 年 12 月

目　录

月经病是中医妇科最为常见的疾病，自古有之。从"二七"天癸刚至，到"七七"天癸已竭，几乎影响了女性的一生。月经，又称"月信""月事"或"月水"，与月亮的阴晴圆缺一样，为每月必经之事，按期而至。月经的产生，是天癸、脏腑、气血、经络协调作用于子宫的一种生理现象，肾气的旺盛，才能让肾中有一种叫"天癸"的精微物质产生，从而影响冲任的充盛，产生月经。因此中医妇科就形成了肾气－天癸－冲任－胞宫的生殖轴，这与西医的下丘脑－垂体－卵巢－子宫轴不谋而合，甚至有异曲同工之妙。正因为中西医妇科的许多互通之处，中西医妇科治疗才需要相互借鉴、互助互用。而了解月经的规律和变化是所有妇科医生判断妇科疾病的依据。

月经包括月经周期、经期、经量、经色及经质。正常的月经周期通常28天左右，前后不宜超过1周的时间，小于21天的周期为月经先期；超过35天即为月经后期；时而超过35天，时而不到21天，这样的月经即为月经先后无定期。如果月经原本正常，超过3个月尚未来潮则为闭经；正常经期应3～7天，如果超过7天，有时甚至半个月才能干净则为经期延长，经期延长有时可发展为崩漏。正常的经量应该具有第一天较少、第二三天较多、第四五天逐渐减少这样的变化趋势。如果月经点滴而净（护垫就可以解决）则为月经过少；如果经量较以往明显增多则为月经过多，甚则崩漏。正常的月经颜色应该是暗红色，但整个经期会有所不同，前期和后期颜色较浅，中期月经量多时颜色较深，如果月经的颜色淡、浅、黯、黑均属不正常经色。月经的主要成分是血液，但它又与血液不同，因为含有脱落的子宫内膜和一些黏液，因此正常情况下，月经的质地为不凝血，具有不稀不稠、没有血块、没有臭味的特点。除此之外，月经是一种生理过程，正常的月经过程没有什么特殊的感觉，不影响正常的生活和工作。如果每次月经都出现较严重的不适就是一种病理现象了，比如说痛经，伴随月经出现的乳胀、发热、头痛、身痛、泄泻、浮肿等。

月经病主要包括痛经、闭经、崩漏、月经先期、月经后期、月经先后无定期、月经过多、月经过少、经间期出血、经期延长。

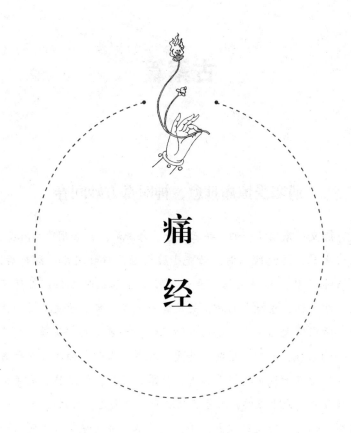

痛经

痛经是指妇女正值经期或行经前后出现周期性小腹疼痛，或痛引腰骶，甚则剧痛昏厥者，也称为"行经腹痛"。本病以年轻女性较为多见。

古案篇

遇寒受惊痛难愈，神医奇方妙回春

原文： 东垣治一妇，年三十余，每洗浴后，必用冷水淋身，又尝大惊，遂患经来时，必先小腹大痛，口吐涎水。经行后，又吐水三日，其痛又倍，至六七日，经水止时方住，百药不效。诊其脉，寸滑大而弦，关尺皆弦大急，尺小于关，关小于寸，所谓前大后小也。遂用香附三两，半夏二两，茯苓、黄芩各一两五钱，枳实、延胡、丹皮、人参、当归、白术、桃仁各一两，黄连七钱，川楝、远志、甘草各五钱，桂三钱，吴茱萸一钱五分，分十五帖，入姜汁两蚬壳，热服之。后用热汤洗浴，得微汗乃已。忌当风坐卧，手、足见水，并忌吃生冷。服三十帖瘥愈。半年后，因惊扰，其病复举，腰腹时痛，小便淋痛，心惕惕惊悸，意其表已解，病独在里。先为灸少冲、劳宫、昆仑、三阴交，止悸定痛。次用桃仁承气汤大下之，下后用醋香附三两，醋蓬术、当归身各一两五钱，醋三棱、延胡索、醋大黄、醋青皮、青木香、茴香、滑石、木通、桃仁各一两，乌药、甘草、砂仁、槟榔、苦楝各五钱，木香、吴茱萸各二钱，分作二十帖，入新取牛膝湿者二钱、生姜五片，用荷叶汤煎服愈。

震按：冷水淋身致病，似宜温经散寒，后因惊忧复病，似宜调气安神，乃前则寒药多于热药，继则灸心与心包络、膀胱及脾之穴，即能止悸定痛。痛已定而复用桃仁承气大下之，立法甚奇。且前用参，后不用参，而大下之后又用棱、术、桃、黄、槟等二十帖，几如国手下子，不可思议，诚非明季清初诸医所能及也。（《古今医案按》）

白话解读

元代名医李东垣［李杲，字明之，真定（今河北省正定）人，晚年自号东垣老人，生于1180年，卒于1251年。他是中国医学史上"金元四大家"之一，是中医"脾胃学说"的创始人。他十分强调脾胃在人身的重要作用，因为在五行当中，脾胃属于中央土，因此他也被称作"补土派"］，曾治愈过一位30多岁孕龄期妇女。其平时每次洗澡之后习惯再用冷水冲淋全身才觉得舒爽，几个月前突然冷水冲身后又受到惊吓，之后月经时出现小腹剧烈疼痛，伴恶心、呕吐清水，持续3天，浑浑不可终日。随着月经来潮，痛经越来越厉害，直至经期结束才罢休（6～7天的时间令人痛苦不堪）。后来去看了医生，并且吃了好多药，但效果并不明显，于是找到李东垣。李东垣为其诊脉后发现，她的脉寸部滑大而弦，关脉、尺脉皆弦大而急，但尺脉小于关脉，关脉又小于寸脉，故给予疏肝理气化痰、活血化瘀止痛之法。

处方：香附三两，半夏二两，茯苓、黄芩各一两五钱，枳实、延胡索、丹皮、人参、当归、白术、桃仁各一两，黄连七钱，川楝子、远志、甘草各五钱，肉桂三钱，吴茱萸一钱五分，开了 15 剂，嘱咐患者煎好后加入姜汁两勺，趁热服下。服药后洗个热水澡，让身上微微出汗即可。切忌再坐卧受风，不要用凉水洗手、洗脚，不要吃生冷食物。

患者服药 30 剂后，痛经痊愈。没想到半年之后因受到惊吓而痛经复发，伴心慌、胆小、小便淋沥涩痛。李东垣认为，患者表证已解，病主要在里，便予艾灸与药物合用，先灸少冲、劳宫、昆仑、三阴交这几个穴，通过艾灸止痛、定惊；再服桃仁承气汤下血逐瘀，又开具处方：醋香附三两，醋蓬术、当归身各一两五钱，醋三棱、延胡索、醋大黄、醋青皮、青木香、茴香、滑石、木通、桃仁各一两，乌药、甘草、砂仁、槟榔、苦楝各五钱，木香、吴茱萸各二钱，20 剂，煎药时加入鲜牛膝两钱、生姜五片，用荷叶汤煎服，患者服药后痊愈。

俞震按：患者因为冷水淋身受寒致病，以外感寒湿之邪为主，应用温经散寒的方法得到了有效治疗，但后来因惊扰而再次发病，主要为情志内伤，因此应调气安神，先用灸法灸心包络、膀胱及脾经之穴，以缓解惊悸并定痛。疼痛解除后，再用桃仁承气大下瘀血，起到了很好的疗效。前方用人参，后方不用人参，大下之后又用三棱、莪术、桃仁、黄连、槟榔等这些活血破血的药物，共计服用了 20 剂，使瘀血得去而功效显著，就像国手下棋一样运用自如。由此可见，李东垣的医术如此高超，是一般医家所不能比拟的。

从这个医案可以看出，治疗痛经最重要的是辨证准确。不同的时期，即使是同一患者，对于痛经也要做到审因论治。上案中女子，第一次出现痛经主要是因外感寒湿之邪而致，虽有内伤惊恐的存在，但并非主因。因寒湿由表而入，寒凝血瘀而湿阻，故导致不通则痛的痛经。药后热水浴使寒邪由汗而解，则疼痛缓解。第二次痛经，病因在于内伤七情，因情志受伤则气滞血瘀，不通则痛，故选用针灸与中药相结合，先调气，后调血，使痛经得以解除，收桴鼓之效。另外，治疗的同时告知患者服用禁忌及饮食护理也是至关重要的，加入姜汁，一是温中散寒，二是防止药物格拒，增强治疗效果。

认识篇

一、古人如何看待痛经

古代医家对痛经的称谓很多，有"月水来腹痛""经期腹痛""经行腹痛""痛经""经痛"等。现代中医妇科认为，痛经是指女性正值经期或者经行前后出现周期性小腹疼痛或者痛引腰骶甚至剧痛晕厥者。痛经主要发生在青春期和孕龄期，虽然不同的年龄段病证特点不同，但都离不开一个"瘀"字。

（一）痛经发生的病因

1. 青春期

多为天癸刚至，冲任待调，血海蓄溢尚未平衡，女孩在这个时期往往多伤于寒邪。由于不节制饮食，经期及月经前后贪凉饮冷，寒邪直中于里；或因"美丽冻人"使得风寒湿邪由表而入，因寒主收引凝滞，入血最易引起寒凝血瘀，故不通则痛，而见痛经。

2. 育龄期

这个阶段的女性，生理上肩负着生育和产乳的重任，精神上承受着家庭、社会及工作的压力。加上女子本来就容易受到情绪的影响，常会因为家庭琐事和工作压力而情志发生变化，从而影响气机的正常运行，导致脏腑功能失调，出现血液瘀滞不通而发生痛经。七情致病中尤以郁怒常见，古人指出，"忧思气郁而血滞"是导致痛经的病因。

（二）痛经的病机

痛经的病机无外虚实两端。

1. 实——不通则痛

这类痛经往往经前及经期疼痛最剧，经量多时疼痛减轻。就疼痛性质而言，寒凝以冷痛为主，气滞以胀痛为主，湿阻以坠痛为主。其中气滞血瘀自古以来就是痛经的常见病机，"经行着气，心腹腰胁疼痛者，乃气郁血瘀也"。

2. 虚——不荣则痛

这类痛经往往经期和经后疼痛最剧。古人认为，这类痛经"每痛于既行之后，血空而痛转加"。由于血海空虚，气血虚弱，因此痛时喜温喜按。偏肾虚还会伴腰膝酸软等症状，日久还会气虚血滞，此所谓"经后腹痛，乃虚中有滞也"。

因此，"经期腹痛，有前后虚实之殊，不可不析"。临床辨清痛经的虚实至关重要，在辨清虚实的基础上，还要辨清寒热，以及所属脏腑。

二、西医如何认识痛经

西医也将痛经作为一个病名，是指月经前后或月经期出现的腹痛、腹部绞痛和背痛，有的还伴有腿痛等疼痛。或伴有一系列胃肠道症状，比如说恶心、腹泻、头痛等。疼痛通常开始于月经第一天，也有的月经开始前就已经有这种症状了。相关调查显示，17～24 岁的女性常发生痛经。还有研究表明，30%～60% 的女性行经时会有程度不等的疼痛，其中 15% 左右的人疼痛剧烈。发生严重痛经的女性往往都有一些危险因素，比如初潮过早、未经产、肥胖、吸烟、心理压力过大等。

西医学将痛经分为原发性痛经和继发性痛经两类。

（一）原发性痛经

原发性痛经青春期常见，是指没有发现盆腔病变的痛经，通常持续两天，很少超过 3 天。激发子宫内膜收缩的关键分子，主要是由于子宫平滑肌的强烈收缩所引起的一些被称为前列腺素的致痛物质释放。前列腺素分泌过多，子宫内膜的收缩就会过强。由于子宫肌肉和血管过度收缩，肌肉缺血而引起疼痛。治疗通常以止痛为主，比如应用一些非甾体类消炎药和避孕药等，但这些药只能起到缓解症状的作用，长期使用会出现一些不良反应，或产生疗效逐渐减弱的耐药性。临床发现，一部分原发性痛经者，婚育后常常可以自愈。

（二）继发性痛经

继发性痛经育龄期多见，是指盆腔器质性疾病引起的痛经，常在初潮后数年才出现。主要是由于本身存在一些病理改变而导致疼痛，比如子宫内膜炎、子宫腺肌症、子宫平滑肌瘤、子宫内膜癌、盆腔炎症性疾病、使用宫内节育器和宫腔粘连等。这类患者初潮和初潮后数年没有痛经发生，治疗主要是根据原发病不同而采用不同的方法，具体方法在医案医话中介绍。

三、中西合璧话治疗

西医和中医对痛经的认识各具长处和不足，针对原发的功能性痛经，西医学主要使用止痛药治疗，往往不能治本；继发性痛经针对不同原因，对症采用不同的方法，如子宫腺肌症引起的痛经多采用丹那唑、促性腺激素释放激素等药物治疗，或采用手术，这些方法存在副作用多等不足，手术治疗复发率很高，且会在一定程度上影响生育。中医治疗痛经不仅仅关注证，还从痛经发生的机制出发，基于辨证与辨病相结合的原则，功能性痛经，应用古方加减疗效显著；对器质性痛经也有缓解症状之效，必要时辅以西医治疗，既能减轻西药的副作用，又能增强疗效。现代中医妇科学立足于中西医结合，提出根据不同的年龄阶段，对痛经采用不同的治疗方法。

治疗篇

一、青春期痛经

医案一：花季少女的月经"恐惧症"

> 丽丽是一名医学院校的七年制学生，勤奋好强让她在大学也是成绩优秀的佼佼者，可是让她最不开心的事情就是来月经。从初潮之后不久，不知什么原因就出现了痛经，每次都会又吐又拉，甚至还有过虚脱症状。高中三年一直依靠止痛药缓解症状，到大学后症状似乎又有加重，这成了她每个月最恐惧的一件事。

丽丽，19 岁，学生。

初诊：2010 年 6 月 3 日。

主诉：主因痛经近 3 年，日渐加重就诊。

现病史：患者 13 岁初潮，月经周期不规律，痛经时有发生，3 年前月经渐规律，但痛经日渐加重，再加上学习紧张及考试压力，每次需服用芬必得等止痛药方有所减轻，影响了正常的学习和生活。

月经情况：现月经周期 30～35 天，经期 5～6 天，经量偏多、有血块、色暗红，经前及经期痛剧，下腹部胀痛，痛连腰部及肛门，甚则恶心呕吐，面色苍白，时有冷汗，曾经昏倒，待到经量多时痛减。末次月经（LMP）5 月 12 日。食纳可，二便调。

舌脉：舌质淡红，尖部有芒刺，苔白腻根部略黄，脉沉弦。

中医诊断：痛经。

辨证：肾气不足，冲任虚寒。

处方：川续断 12g，桑寄生 15g，当归 15g，桂枝 10g，川芎 6g，肉桂 6g，小茴香 3g，延胡索 10g，艾叶 10g，生蒲黄 10g，五灵脂 10g，生姜 2 片，砂仁 5g。7 剂，水煎服，每日两次。

医嘱：调畅情志，调节饮食，注意经期卫生。

二诊（6 月 10 日）：服药 1 周后月经来潮，经量有所减少，痛经较前有所减轻，仍腰酸，小腹部胀痛，头晕目眩。现月经已经干净，因患者煎药困难，月经后服用人参养荣丸和杞菊地黄丸两种中成药。月经前 1 周服汤药，上方加减。经过两个月经周期的治疗，痛经较前明显改善。现经量正常，色偏黑，有少量小碎血块，下腹部轻度疼痛，可以忍受，余无不适。

舌脉：舌质淡红，苔薄黄，脉弦细。

因不影响正常学习和生活，患者停止继续治疗。半年后因时有加重，又服用汤药及成药数月而缓解。

医案解读

丽丽的痛经是怎么回事

丽丽的痛经属于原发性痛经，这类痛经往往从月经初潮开始出现，但是月经尚不规律时疼痛往往不著，等到月经规律时疼痛则更加明显。因为月经规律就意味着有正常的排卵，也就是待丽丽有了正常的排卵之后痛经便开始逐渐加重。中医学认为，丽丽痛经的发生主要是由于先天禀赋不足，肾气未充。肾为先天之本、水火之宅、元阴元阳之根，肾虚无力推动气血而致肾虚血瘀，故月经量多，有血块；疼痛伴随出现恶心呕吐、出冷汗等症状是因为肾虚而冲任不足、虚寒之气上冲、夹胃气上逆而致。

原发性痛经西医如何治疗

原发性痛经西医一般应用非甾体类抗炎药，如布洛芬、吲哚美辛、甲氯芬那酸等口服进行治疗。这些药物副作用比较明显，以胃肠道和中枢神经系统症状为主。最重要的是，这些药物并不能从根本上缓解和治疗痛经，如果不服药就会疼痛如常，服药日久有的还存在一些耐受现象。

丽丽的病治疗思路是什么

根据月经的不同时期，采用不同的治疗方法。经前期，也就是月经来潮之前，给予养血温经、理气散寒之品，防微杜渐治其标；经后期，也就是卵泡期和排卵期给予补肝肾、养气血之法，调节冲任气血，改善痛经之外的其他症状治其本；待到下次经前再次使用养血温经、理气散寒之品，这样效果会明显。

痛经是一种周期性发作性疾病，治疗效果不会一蹴而就，有效后应该进一步巩固，以3个月经周期为1个疗程。在此基础上，配合艾灸和食疗效果更佳。治疗的同时一定不要忘记调畅情志，改善心浮气躁及焦虑紧张情绪，会对治疗起到推波助澜的作用。

为什么月经来潮前服用汤药效果更佳

在整体观念的指导下，中医妇科学认为，应以肾的阴阳消长转化为依据，调节月经周期中阴阳气血的动态平衡。整个月经周期分为月经期、经后期、经间期和经前期4个阶段。其中月经期，子宫内膜脱落，月经来潮，这既是月经的结束，又是新周期的开始。对于痛经患者而言，子宫内膜往往剥脱不畅，因此子宫内膜能够顺利剥脱至关重要。经后期和经间期的重点在于追本溯源，有针对性地治疗痛经发生的原因。就丽丽的痛经而言，采用的是补肾固冲、温经散寒之法，后因不能坚持服中药，而改用人参养荣丸和杞菊地黄丸替代。经前期因为月经将至，为阴阳俱盛之时。这个时期，西医学认为子宫内膜已达到一定厚度并不断坚固，处于分泌中、晚期。痛经患者，此时是为行经做好充分准备的关键时期，也是改善痛经症状的关键时期。在经血满盈尚未溢出之际，治以因势利导，配合活血调经之品，如当归、川芎、生蒲黄、五灵脂活血通经；同时辅以补肾养血助肾阳之品，以维持并提高阳气功能，如川续断、桑寄生、肉桂、桂枝等。另外可加入疏肝理气之品，以适应月经前的生理要求，保证月经期的顺利转化和经血的排出。痛经症状的显著改善，能增强患者的信心，可见周期性治疗在痛经治疗中是必不可少的。

医案二：贪吃凉食的后果

小静从小身体就好，吃嘛嘛香，尤其爱吃冰激凌和麻辣烫，因为管不住嘴，来月经时也不节制。去年考上"一本"高校，没有了父母的监督，吃上就更加地放肆，结果"大一"还没读完就出现问题了。每次快来月经时就开始肚子疼，而且程度日渐加重，很少生病的小静感受到了病痛的滋味。她到医院就诊，诊断为痛经。

小静，18 岁，学生。

初诊：2012 年 3 月 13 日。

主诉：经期少腹疼痛 3 年余。

现病史：患者 12 岁初潮，后因为贪凉饮冷，即使经期也不注意节制。3 年前，1 次经水未净而被雨淋后，月经来时疼痛加重。当时未曾注意，后病情逐渐加重。

月经情况：月经周期 28 天，经期 2 天，经量较前略少，色淡，有块，痛时饮热水或温热外敷疼痛可以缓解，伴小腹冷痛，腰部困重疼痛，周身乏力，白带量多，四肢怕冷。LMP 2012 年 2 月 27 日。现月经第 16 天（M16）。

舌脉：舌质略淡而胖，苔薄白，脉沉而紧。

中医诊断：痛经。

辨证：寒凝血瘀。

处方：当归 15g，川芎 6g，肉桂 6g，小茴香 10g，延胡索 10g，制乳香 10g，制没药 10g，生蒲黄 10g，五灵脂 10g，桂枝 10g，菟丝子 20g，巴戟天 6g，炒白术 12g，党参 10g，干姜 10g。14 剂，水煎服，每日两次。

医嘱：禁寒凉食品，注意保暖。

二诊（3 月 27 日）：服上方后 12 天月经来潮，痛经较前明显减轻，经量有所增加，血块减少，全身症状明显减轻，小腹部怕冷和腰痛已除。患者非常高兴。

舌脉：舌质略淡而胖，苔薄白，脉弦滑较前有力。

上方加减进行治疗，连续两次月经痛经均明显改善，后改为经前5天服药1周，配合艾灸气海、关元、三阴交穴，继续治疗两个月，随访1年，痛经未再发生。

医案解读

小静痛经发生的原因是什么

小静正处于月经来潮初期，《黄帝内经》有言："妇人童幼天癸未行之间，皆属于少阴。"小静正是天癸刚至、肾气未充的体质。月经刚刚规律，又因为受寒导致肾气愈虚，温煦失职，阴寒内盛引起痛经。一方面外感寒邪，不注意经期的保暖，而且还在经期冒雨涉水；另一方面寒邪直中，贪凉饮冷损伤脾胃，中焦虚寒使气血生化不足，虚寒影响冲任气血，寒主凝滞，使气血阻滞胞脉。月经来潮期间，血聚冲任，气血瘀滞更甚，故每逢行经期间出现不通则痛的疼痛。正如《妇人大全良方》所言，"妇人经来腹痛，由风冷客于胞宫冲任"而致。血为寒凝则血量减少，并夹有血块；阳气不达，卫外不固则四肢怕冷，阳气不化；寒湿盛于下焦则腰酸困重，白带量多。

小静的病治疗思路是什么

本病的治疗采用补肾助阳、暖宫止痛的方法，以少腹逐瘀汤为主方进行加减。少腹逐瘀汤具有活血祛瘀、温经止痛的功效。方中小茴香、肉桂、干姜味辛而性温热，入肝、肾而归脾，理气活血，温通血脉；当归、赤芍入肝，行瘀活血；蒲黄、五灵脂、川芎、延胡索、没药入肝，活血理气，使气行则血行，故能止痛。另加入巴戟天、菟丝子补肾助阳，党参、白术健脾助中焦之气，改善虚寒之证。最终使寒得温则行，通则不痛，瘀滞的血块得以畅快而下，痛经得到有效治疗。西医学证实，功能性痛经与月经期子宫内膜前列腺素含量升高，导致子宫平滑肌过度收缩，子宫肌层局部缺血有关。方中肉桂能够扩张血管，促进微循环，改善子宫肌层供血；川芎、延胡索有很强的镇痛作用，能从根本上改善痛经的发病因素，达到标本兼治的目的。

这类痛经为什么在经前期进行治疗非常重要

痛经是一种伴随月经周期性发作性疾病。《黄帝内经》指出："先发如食顷乃可以治，过之则失时也。"这里指的是治疗疟疾类疾病，因为疟疾也属于周期性发作性疾病，故痛经的治疗也不例外。治疗痛经一定要把握时机，通常排卵之后、月经来潮之前进行治疗，能够温肾助阳，活血调经，起到事半功倍的效果。

二、育龄期痛经

医案一：痛经为什么子宫越来越大

> 白女士因为意外怀孕，到医院做了 1 次人工流产术。因为是无痛人流，手术倒没有感到太多的不适，但流产后却添了一个新毛病，就是只要月经一来，肚子就疼得不行，而且每次逐渐加重。为此，白女士每到经期就红糖水和暖宝宝不离手，但效果有限。半年多过去了，1 次单位体检，一做 B 超发现，子宫变大了。到了医院一检查，被诊断为子宫腺肌症。

白女士，39 岁，职员，已婚，已育。

初诊：2013 年 1 月 21 日。

主诉：主因痛经两年余就诊。

现病史：患者 12 岁初潮，既往无明显痛经，两年前人流后出现痛经，且日渐加重，经前乳房痛，白带正常。平素腰酸、腰及少腹冷痛，时而疲倦乏力，心悸气短。LMP 1 月 20 日，今日月经第二天。食纳可，二便调，入睡有时困难。

月经情况：月经周期规律，24～26 天一行，带经 3～5 天，月经量偏多，有血块，现痛经较重，月经前半期痛甚，以腰骶骨及小腹坠痛为主，得温则舒。

实验室检查：B 超（M10）：子宫大小 5.6cm×6.7cm×7.8cm，前壁有一个 4.5cm×3.7cm×3.2cm 大小的腺肌瘤，内膜 0.8cm，双附件正常，提示子宫腺肌症。

舌脉：舌质暗淡、边有齿痕、有瘀斑，苔薄白，脉沉细无力、尺脉尤甚。

中医诊断：痛经。

西医诊断：子宫腺肌症。

辨证：气血不足，痰瘀互结。

处方：小茴香 6g，炮姜 6g，肉桂 5g（后下），当归 10g，制乳香 6g，制没药 6g，延胡索 30g，首乌藤 30g，川续断 12g，狗脊 15g，赤芍 10g，炙五灵脂 10g，炒蒲黄 10g（包煎），炒白芍 15g，炙甘草 10g。7 剂，水煎服，每日两次，饭后温服。

医嘱：查血 CA125，进一步明确诊断。

二诊（1 月 28 日）：服药 7 剂后，自感气色好转。本次痛经较前减轻，月经量中等，血块明显减少，小腹及腰部冷痛减轻，现月经已净，睡眠改善，仍时感疲倦乏力，腰骶部酸痛。

舌脉：舌质暗淡、边有齿痕、有瘀斑，苔薄白，脉沉细无力、尺脉尤甚。

处方：生牡蛎30g，夏枯草15g，炙鳖甲15g（先煎）12g，党参12g，当归10g，赤芍10g，白芍10g，小茴香6g，肉桂5g（后下），桑寄生15g，川续断12g，杜仲10g，莪术10g，益母草10g，炙五灵脂10g，炒蒲黄10g（包煎），三七粉3g（冲）。14剂，水煎服，每日两次，饭后温服。

三诊（2月18日）：服上方半月余，月经尚未来潮，近日自感偶有乳房胀痛，时而下腹坠，腰酸腰痛。实验室检查：CA125 52U/mL。

舌脉：舌质暗淡、有少许瘀斑，苔薄白，脉弦细略滑。

处方：桂枝10g，茯苓20g，桃红10g，莪术6g，炙乳香6g，制没药10g，小茴香10g，炮姜6g，延胡索10g，炙五灵脂15g，生蒲黄10g（包煎），桑寄生12g，川续断12g，川牛膝15g，炙黄芪30g，炒白术15g，炙甘草6g。7剂，水煎服，每日两次，饭后温服。

四诊（2013年3月4日）：服上方两天后月经来潮。LMP 2月21日，周期30天，经期6天，量较前减少，无明显血块，经行腹痛大减，不影响正常工作，经后腹已经不痛。怕冷减轻、疲倦乏力及腰酸腰痛较前明显减轻，食纳可，二便调，睡眠佳。

舌脉：舌质暗红、瘀斑不著，苔薄白，脉弦细略滑。

处方：桂枝10g，茯苓20g，桃仁10g，丹参20g，莪术6g，生牡蛎30g，夏枯草12g，桑寄生12g，川续断12g，仙灵脾12g，赤芍12g，白芍12g，紫石英12g（先煎），女贞子12g，炙黄芪30g，炒白术15g，炙甘草10g。7剂，水煎服，每日两次，饭后温服。

经过 3 个月经周期治疗后，痛经明显改善。

实验室检查：5 月 27 日复查 B 超：子宫大小 5.6cm×5.7cm×6.8cm，子宫腺肌瘤 3.6cm×2.0cm×3.0cm，内膜 0.8cm，双附件正常，提示子宫腺肌症、子宫肌腺瘤。与之前超声检查对比，子宫腺肌瘤较前缩小。

医案解读

白女士痛经发生的原因是什么

该患者因人工流产后出现痛经，且呈渐进性加重，B 超提示子宫肌腺症、子宫肌腺瘤，肿瘤标志物 CA125 提示升高，临床符合子宫腺肌症的诊断。

子宫腺肌病是子宫内膜腺体和间质侵入子宫肌层形成弥漫或局限性的病变，为妇科常见病。通俗地讲，就是子宫内膜长在了不该长的地方，使得它不能每个月剥脱出血。血液不能排出体外而淤积在子宫肌层，从而使子宫变得越来越大。

子宫腺肌病多发生于 40 岁以上的经产妇，近些年呈逐渐年轻化趋势。这可能与剖宫产、人工流产等手术的增多有关。子宫肌腺症的典型特点是继发性进行性加重的痛经，常在月经来潮前 1 周出现，经期结束则痛经缓解。这是因为，经期时子宫肌层内的异位子宫内膜在卵巢激素的影响下充血、肿胀及出血，增加了子宫肌层血管的血量，使坚厚的子宫肌层扩张，引起严重痛经。本病西医治疗手段较多，临床需结合患者的年龄、症状及生育要求进行个体化选择。通常采用手术和药物等综合性治疗方案。

白女士的病西医如何治疗

药物治疗：一是针对疼痛，口服非甾体抗炎药。因为不能去除病灶，这种方法只适用于临近绝经期患者或临时性治疗。二是注射可以使体内激素水平达到绝经状态造成假绝经的药物，又称"药物性卵巢切除"或"药物性垂体切除"。这种方法对于生育期女性尤其不适用。三是采用局部激素释放法，主要通过曼月乐环，以引起子宫内膜暂时性萎缩，抑制其增长，从而控制月经流量，缩短出血天数，达到止痛目的。但这种方法会引起全身不适，可导致月经周期不规律等。

手术治疗：包括以下几种方式。一是子宫切除术。这种方法虽然可以去除病灶，但没有子宫，便丧失了生育能力，只适于无生育要求、病变广泛、症状严重、保守治疗无效的患者。二是腺肌病病灶切除术。这种方法只能针对形成腺肌瘤及有生育要求或年轻的患者，如果子宫均匀增大也不适用。近年来，随着介入治疗技术的不断进步，选择性子宫动脉栓塞术可作为治疗子宫腺肌症的方案之一。

白女士的病中医如何辨证

白女士是因人工流产而导致的痛经。中医学认为是由于金刃所伤，导致局部血瘀；加上流产后血室正开，寒邪乘虚而入，客于胞宫，故少腹冷痛，得温则舒；寒与血结而致瘀，搏结于内，阻滞脉络。经血淤积于内，无法顺利排出而致痛经，且逐渐加重。瘀血阻滞于子宫肌层越来越多而不能排出，则子宫逐渐增大。久病多虚，故倦怠乏力及腰酸，因此中医辨证为气血不足、痰瘀互结证。

白女士的病中医如何治疗

子宫腺肌症中医辨证以血瘀为主。本例患者治疗血瘀遵《黄帝内经》"结者散之""血实者决之"的原则，采取补气养血、活血化瘀消癥为主，并贯穿于治疗始终。方中生牡蛎、夏枯草活血化瘀消癥；桃仁、莪术、乳香、没药活血破血逐瘀。张锡纯认为："莪术为化瘀血之要药，性非猛烈而建功甚速。"诸药合用，紧抓"祛瘀消癥"这一治疗原则。攻瘀不忘扶正，养正以除积聚。清代医家王清任认为："元气既虚，必不能达于血管，血管无力，必停留而瘀。"因此方用黄芪、党参、仙灵脾益气温肾助阳，推动血液运行，消除瘀积，调节内分泌，增强免疫力，使"正气存内，邪不可干"。

本案采用中医药治疗，通过活血化瘀，恢复正常的气血运行，以控制病灶的扩大，消除疼痛，减少月经出血量等，既无副作用，又不影响卵巢功能，且可改善腰酸腰痛及疲倦乏力等症状。

医案二：频繁流产造成的伤痛不只是感情上的还有身体上的

　　杨女士在一家影视公司工作。相貌姣好、身材纤细的她受到众多男性的青睐。杨女士性格温顺随和，工作不久就与一位男士同居，之后意外怀孕。行流产术后仍不节制房事，也不采取避孕措施，结果第二个月再次怀孕，紧接着再次流产。后与男友分手。为了尽快愈合感情的创伤，她不久又结识了新的男友，很快又怀孕，接着又流产，后与新男友分手。不到半年时间，3次流产，不仅在感情上给杨女士造成巨大创伤，在身体上也给她造成了很大伤痛。本身就身体柔弱的她开始低烧，在家休了1个月的病假。之后月经来潮便开始痛经，而且每次经期快结束时腰痛如折，只能卧床休息，影响了正常的工作和生活。西医检查，诊断为子宫内膜炎。

杨女士，26 岁，公司职员。

初诊：2014 年 3 月 27 日。

主诉：因反复流产周身不适伴痛经数月就诊。

现病史：月经规律，半年内流产 3 次。每次均行清宫术，术后未加调养，出现疲倦乏力、腰酸腰痛、动则汗出、时而盗汗等症状。第 3 次流产后月经延期 1 个月。之后每逢月经来潮后期即出现下腹部疼痛，伴周身乏力，精神欠佳，食欲较差，大便 2 ～ 3 天一行，时不成形。

月经情况：月经周期 28 ～ 30 天，经期 5 ～ 7 天，经量较多，月经期或月经后期下腹部隐隐作痛，喜揉喜按，经色淡红，时有膜样组织排出。

B 超提示子宫内膜炎、盆腔积液。

舌脉：舌质偏淡，苔少，脉细无力。LMP：2014 年 3 月 22 日，现月经第 6 天。

辨证：气血不足，寒凝胞宫。

处方：生地黄 20g，熟地黄 20g，地骨皮 15g，生黄芪 20g，党参 12g，炒白术 12g，阿胶 10g，桑寄生 15g，川续断 12g，丹参 12g，肉桂 6g，炮姜 10g，山楂 10g，陈皮 10g。14 剂，水煎服，每日两次，饭后温服。

医嘱：调畅情志，注意休息，禁食辛辣刺激性食物，注意避孕。

二诊（2014 年 4 月 11 日）：服上方两周后，自感疲倦乏力有所减轻，自汗盗汗明显改善，腰酸腰痛减轻，时而下腹部酸痛，白带色白、量中、无味，食欲改善，大便时不成形。舌质淡红，苔薄白，脉弦细无力。因值经前期，以温经散寒止痛为主。

处方：党参 15g，炒白术 12g，生黄芪 20g，小茴香 10g，当归 12g，川芎 6g，桂枝 10g，阿胶珠 10g，丹皮 10g，炮姜 10g，山楂 10g。7 剂，水煎服，每日两次，饭后温服。

药后 1 周，月经来潮，痛经较前明显减轻，腰酸腰痛不著，经量较前减少、色转红，周身诸症明显减轻。经治疗两个月，痛经除，全身症状明显改善，病痊愈。

医案解读

频繁流产为什么会出现痛经

杨女士本身体质较差，加之频繁流产，且每次均刮宫。刮宫为金刃所伤，导致气血两虚，湿热内蕴；术后未进行调养就再次怀孕，导致虚性发热，月经不调，伴发痛经，西医诊断为子宫内膜炎。西医学认为，正常情况下，女性阴道呈酸性环境，宫颈有黏液栓，这是人体的生理屏障，可以抵御细菌的侵入。但在特殊情况下，如经期、流产后及各种宫腔操作时，人体抵抗力下降，这种屏障作用会减弱甚至消失，从而导致细菌侵入，造成子宫内膜炎。如果局部的炎性改变得不到有效控制，就会发展成慢性炎症，导致痛经的发生。

杨女士的痛经为什么月经后期明显

杨女士的痛经以虚为主，因多次流产，损伤冲任，胞宫失于濡养，而出现"不荣则痛"；因素体脾肾两虚，气血不足，故平时大便较溏，纳呆乏力，腰酸腰痛；因流产损伤经络气血，冲任瘀阻，加之下焦湿瘀互阻，故虚实夹杂，以虚为主，痛经在经后期更为严重。月经后期气血不足，使胞宫胞脉失于濡养，故疼痛加重，且喜揉喜按。正如《景岳全书》所说："凡妇人经行作痛，夹虚者多，全实者少，即如以可按拒按及经前经后辨虚实，故其大法也。然有气血本虚，而血未得行者，亦每拒按，故于经前亦常有此证，此以气虚血滞无力流通而然。"

西医如何治疗杨女士的痛经

这类痛经西医主要使用抗生素以控制炎症的蔓延。但选用抗生素，需针对不同的致病菌进行选择。另外，治疗子宫内膜炎期间，不能有性生活，既要避免感染，又要防止炎症进一步扩散。西医也会选择中成药配合治疗，如妇科千金片、宫炎康片、金刚藤胶囊等，但应用这类中成药时一定要辨证论治。虽然诊断为炎症，中医学认为也有虚实之分，中成药的选用也要针对不同的证型，治疗时要"同病异治"，只有辨证准确、用药对症，才能取得满意效果。如果患者得不到及时治疗，日久就会引起慢性盆腔炎症，加上气血不足，最终可能引起宫腔粘连从而导致不孕。

杨女士的病辨证思路是什么

杨女士因反复流产刮宫而出现痛经。流产导致气血两虚，加之创伤而瘀，故属于虚证痛经，痛在月经后期。治疗思路是卵泡期以补气养血、温肾散寒为主，补气养血以滋胞宫化源，补益肝肾以养冲任血海，少量化瘀之品用以消除手术所致瘀血凝结。月经前期以温经散寒、养血调经为主，以《金匮要略》之温经汤进行化裁。方中桂枝温经散寒，通利血脉；当归、川芎活血祛瘀，养血调经；丹皮既助诸药活血散瘀，又能清血分虚热，共为臣药；阿胶珠甘平，养血止血，滋阴润燥；党参、黄芪益气健脾，以资生化之源，阳生阴长，气旺血充。经过两个月经周期的治疗，杨女士的痛经症状明显改善。

医案三：子宫瘢痕妊娠让她断了二胎梦

李女士10年前行剖官产分娩，因为生了个女孩，丈夫和婆婆家一直耿耿于怀。二胎政策放开后，她计划再生一个男孩，于是做怀孕准备。当她到医院检查时，被告知已怀孕40多天。然而高兴了没多久，一次B超发现，胎囊恰好在子宫瘢痕处。医生解释说，这意味着她不能继续妊娠。于是李女士做了腹腔镜流产术，术后开始出现难以忍受的痛经。

李女士，37岁，销售经理。

初诊：2013年10月22日。

主诉：因腹腔镜流产术后半年伴痛经就诊。

现病史：半年前，因怀孕60天发现胎囊位于子宫下端瘢痕处，行腹腔镜手术，同时行输卵管结扎术。术后月经量变少、点滴而净，同时伴痛经。每于月经来潮便出现下腹部胀满疼痛，难以忍受，痛连腰骶，持续整个月经周期。经前双乳胀痛，白带量较多、色淡黄、无味；食欲一般，平素时觉腹胀，食后加重，善太息。

月经情况：月经周期23天，经期3～5天，经量少、色暗红、质地黏稠。LMP：2013年10月16日，现M7。

舌脉：舌质暗红、边有瘀斑，苔薄黄而略腻，脉弦细。

中医诊断：痛经。

辨证：气滞血瘀，湿热下注。

处方：香附10g，郁金10g，当归15g，炒白芍12g，党参10g，炒白术12g，枳实10g，苍术10g，黄柏10g，丹参15g，桑枝 15g，鸡血藤 20g，红藤 12g。14 剂，水煎服，每日两次，饭后温服。

二诊（2013 年 11 月 6 日）：服 14 剂后，腹胀较前减轻，排气较多，白带量减少、色转白，食欲有所改善。舌质暗红，苔薄黄，脉细滑。因正值月经前期，治以理气活血，化瘀止痛。

处方：香附 10g，郁金 10g，当归 15g，川芎 6g，生蒲黄 10g，五灵脂 10g，桃仁 10g，红花 10g，川牛膝 15g，桑寄生 15g，川续断 12g。7 剂，水煎服，每日两次，饭后温服。

药后痛经较前改善，但仍觉胀痛，血块较前减少、颜色转红，量较前有所增加，但仍觉不畅。

月经后继续清热利湿，补气养血，经过两个月经周期的治疗，症状得到明显改善，经量增多，痛经已除，继续巩固两个月经周期而愈。

医案解读

李女士为什么会出现痛经

李女士盼子心切，孕后因为胎囊种植在子宫瘢痕处而行手术取胎。素体肝郁气滞，加之金刃所伤，瘀血阻于胞宫，再加术后感受外邪而湿热下注，湿瘀互阻而见月经不畅、点滴而净、疼痛难以忍受；因湿瘀难解，故疼痛持续整个月经周期；湿瘀化热，湿热下注故白带量多、色黄；肝郁气滞，肝气乘脾而见经前乳胀，腹胀食后加重；舌质暗红、边有瘀斑、苔腻乃湿瘀互阻的表现。

瘢痕子宫所产生的危害有哪些

剖宫产作为一种解决难产及解除母婴危险状态的方法在各

级医院已相当普遍，但随之而来的手术并发症问题越来越多。李女士因剖宫产而出现了子宫瘢痕，再次怀孕时，胎囊种植在子宫瘢痕处就可能引起胎盘绒毛植入，使局部血管破坏而发生出血。如孕周较大还会引起子宫破裂，甚至需要切除子宫。我国一度成为世界剖宫产率最高的国家，在政府的干预下，近些年剖宫产呈逐渐下降趋势。

李女士的病辨证思路是什么

李女士的痛经采用的是疏肝活血、利湿清热治疗。一诊时正值月经后期，故用香附、郁金疏肝解郁；当归、炒白芍养血柔肝；党参、炒白术健脾益气；枳实、苍术、黄柏清热利湿；丹参、桑枝、鸡血藤、红藤养血活血，通络祛瘀。

药后湿热症状改善明显，二诊正值月经前期，故增加了活血化瘀、通络止痛的药物，加生蒲黄、五灵脂、桃红、川牛膝活血化瘀止痛；桑寄生、川续断补肾通络利湿。因药症相符，故效果良好。

调养篇

痛经作为一种周期性发作性疾病，在治疗的同时辅助调养至关重要，这也充分体现了中医未病先防的"治未病"思想。

一、穴位辅助调理

1. 按摩

在月经前 5 天使用。

（1）按摩小腹：双手重叠放在小腹上，以 10 次 / 分的频率做顺时针按摩，以小腹内有热度为宜，每次 3 ～ 5 分钟。

（2）斜擦小腹两侧：双掌分置于小腹两侧（脐外侧三横指处），方向由上稍斜向下，不往返，20 次。

（3）点揉子宫穴：两指点揉子宫穴，在脐下 4 寸外开 3 寸，左、右各 1 穴，每穴 3 ～ 5 分钟。

（4）按揉带脉穴：当第 2 肋骨游离端下方垂线与脐水平线的交点上，左、右各 1 穴，每个穴位 3 ～ 5 分钟。

（5）揉血海穴：按揉血海穴，左、右各 1 分钟。

（6）揉三阴交穴：点揉三阴交穴，左、右各 1 分钟。

（7）揉太冲穴：点揉太冲穴，左、右各1分钟。

2. 拔罐

月经前5～7天使用效果最佳。

（1）气滞血瘀证

取穴：膈俞、肝俞、次髎、中极、血海。

方法：刺络拔罐法。膈俞、肝俞两穴用梅花针叩刺出血，以皮肤微微出血为度。之后拔罐，以局部有少量血点冒出皮肤为度。余穴采用单纯拔罐法，留罐10分钟，每日1次，10次为1个疗程。

（2）寒凝血瘀证

取穴：肾俞、中极、阴陵泉、三阴交。

方法：灸罐法。先将艾条点燃，温灸各穴15分钟，以皮肤有温热感及人体感觉舒适为宜。之后吸拔火罐，留罐10分钟，每日1次，10次为1个疗程。

3. 刮痧

（1）实证

取穴：中极、次髎、地机、血海、膈俞、期门、太冲。

刮拭顺序

血瘀证：先刮背部膈俞至次髎，然后刮腹部中极，再刮下肢血海至地机。

气滞证：先刮背部次髎，然后刮胁部期门，再刮腹部中极，最后刮下肢地机、太冲。

（2）虚证

取穴：命门、肾俞、关元、足三里、三阴交。

刮拭顺序：先刮背部肾俞、命门，再刮腹部关元，然后刮下肢内侧三阴交，最后刮下肢外侧足三里。

4. 外敷

月经前 3 天使用，持续用至痛经时。

将药物研成细末，布包，外敷肚脐或小腹及痛处。

主方：香附 30g，延胡索 15g，当归 45g，姜黄 10g。可用于气滞血瘀型痛经；寒凝血瘀型，可加吴茱萸 30g。

二、食疗养生助治疗

（一）青春期痛经

1. 蜂蜜牛奶饮

原料：蜂蜜 1 勺，鲜牛奶 250mL。

用法：每晚临睡前喝 1 杯加热的蜂蜜牛奶。于经前 5～7 天开始服用，直至经期。

功效：缓急止痛，适用于青春期原发性痛经和继发性痛经的辅助治疗。因蜂蜜中含镁多，牛奶中含钾多，对原发性痛经可起到一定的缓解作用。研究表明，镁对大脑中枢神经具有镇静作用，能调节心理，消除紧张心理，减轻压力；钾对神经冲动的传导、血液的凝固过程都有重要作用，能缓和情绪，抑制疼痛，防止感染，减少经期失血量。

2. 艾叶益母红糖水

原料：艾叶 15g，益母草 10g，红糖适量。

用法：艾叶、益母草加水煎汤，去渣后，加入红糖适量温服。月经前及经期每天 2 次，连服 7 天。

功效：温中散寒，祛瘀止痛。适用于青春期寒凝血瘀型痛经。

（二）育龄期痛经

1. 黄芪阿胶粥

原料：黄芪 20g，阿胶 10g，小米 50g。

用法：前两味加适量水，文火炖烂，再加入阿胶溶化，用盐调味即可。于经前期 5 日服至整个经期。

功效：益气养血，和中止痛。适用于育龄期气血两虚型痛经。

2. 山楂葵子红糖汤

原料：山楂 50g，葵花籽 50g，红糖适量。

用法：将上述原料放入锅中，加水适量，一同煎煮，去渣取汤服用。于经前 5 日服至经期。

功效：健脾益胃，和血悦气。适用于育龄期气虚血瘀型痛经。

心得篇

痛经作为妇科临床常见疾病有诸多治疗经验。我个人认为,痛经治疗应更多地考虑患者的年龄。

少女痛经,通常月经不规则时无症状,待月经正常后反而日渐加重。也就是说,痛经多出现在有排卵的月经周期中,一般责之于肾,治疗显效后要巩固治疗 3 个月,以预防痛经复发。巩固期间经前服药即可,以补肝肾、调气血为基本思路。

育龄期痛经往往起病有因,无外经、产之后而成"瘀"者,治疗时,化瘀的同时不忘"调"之。按照月经周期治疗,经后期治本为主,经前期治标为主;做到补中有活,活中有化,既解病机中之气滞血瘀,又行血中之气,使之调和,如此方能有四两拨千斤之效。

痛经虽然作为一个症状存在,但有功能性通经和器质性痛经之区别,治疗时先要通过西医的实验室检查和超声等方法排除器质性疾病,辨证与辨病相结合。如果有器质性疾病,如子宫腺肌症、慢性盆腔炎等,在选择中药时要予以兼顾,必要时配合西医治疗,中西医结合方能收事半功倍之效。

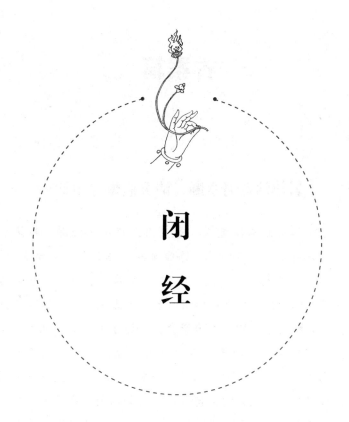

闭经

　　女子年逾18周岁，月经尚未初潮，或已行而又中断达3个月以上者，称为闭经。妊娠期、哺乳期的暂时性停经、绝经期的绝经或有些少女初潮后一段时间内有停经现象等，均属于生理现象，不作闭经论。也有女性由于生活环境的突然变化，偶见一两次月经不潮，又无其他不适者，也可暂不作病论。至于因为先天性生殖器发育异常或后天器质性损伤而无月经，非药物所能奏效者，不属于本篇论述的范畴。

古案篇

暑热烦劳月水断，清金润燥经事通

滑伯仁治龙君泽室人，暑月中，病经事沉滞，寒热自汗，咳嗽有痰，体瘦，痒，脐腹刺痛，脉弦数，六至有余。曰：此二阳病也。《素问》云：二阳之病发心脾，女子得之则不月。二阳，阳明也，阳明为金，为燥化。今其所以不月者，因其所遭也。阳明本为燥金，适遭于暑，暑火也，以火烁金，则愈燥矣。血者水类，金为化源，宜月事沉滞不来也。他医方制归茸桂附丸以温经而未进。滑曰：夫血得寒则止，得温则行，热则搏，搏则燥，复加燥药，血益干，则病必甚。亟令却之，更以当归柴胡饮子，为清金泻火，流湿润燥。三五进而经事通，余病悉除。龙君曰：微生几为人所误也。（《续名医类案》）

白话解读

明代医家滑伯仁（滑寿，字伯仁，晚号樱宁生）曾经治疗龙君泽夫人的月经病。当时正值夏日炎炎，龙夫人的月经推迟了好几个月，最后干脆不来了。同时她还时常会自觉一会儿冷，一会儿热，一动身上就冒汗，还有咳嗽、咳痰等症状，身体越来越瘦，全身皮肤瘙痒，肚脐和下腹部像针扎一样疼痛。滑寿为他诊脉后发现，龙夫人脉弦而数，很有力量。说道："夫人您这病呀，在阳明经。"《黄帝内经》上说了："二阳之病发心脾，女子得之则不月。"意思是说，阳明经有病，病根在于热。由于热而耗伤津液，津血耗伤之后会出现一些虚证的表现，比如闭经、消瘦、一动就出汗。但事实上，这是由实致虚，因为受热而出现的津液干涸，病主要来源于胃，为胃热入血分、灼伤津液所致。此外，还有心火郁闭于胸中，乃因劳心过度，心血亏耗，心火上炎，气上迫肺，心气不得下通，胞脉瘀阻，而月事不来。因此，龙夫人的脉是弦数而有力。阳明经中的足阳明为金，特别容易化燥。又赶上天气炎热，暑热就是火呀。火能够烁金，会让金更加燥热；经血本身属阴精，就像水，金能够生水，现在金不足了，水没有了源头，自然血就不足了，从而导致月经闭止。其他医生一看到闭经，先想到的是肾虚，常规的治法往往是给予归茸桂附丸之类补肾温经药物，但对龙夫人则肯定不会有好的效果。滑寿说：虽然说血遇寒会发生凝滞，遇热会促进血液运行，但如果过热就会耗伤血液而出现血液燥化的现象。这时如果再用温燥药物，就会加重病情，使血进一步干燥，病情只会加重。怎样治疗呢？应该用当归柴胡饮子。这个方子清金泻火，流湿润燥。服用3～5剂就会使月经通畅，其他症状也会消除。龙君泽说：哎呀！差点就让那些大夫给治坏了呀！

当归柴胡饮子到底是个什么方子呢

这个方子出自《重订严氏济生方》，方由四物汤合荆芥、防风、黄芪、白蒺藜、何首乌组成。我们知道，四物汤养血补血，加上生黄芪，具有益气固表之功，龙夫人出现动则汗出的症状，《竹林女科证治》指出："室女月水不行，日渐赢瘦，时作潮热，此阴虚血弱，火盛水亏，治当养阴益血。"为什么呢？李东垣说："夫经者，血脉津液所化，津液既绝，为热所烁……血海枯竭，病名血枯。"热涸津伤，津血耗伤故属虚变，但因热而涸，由实致虚，病虽属虚变，但其因确受热所致，其热来源于胃，为胃热入血分、灼伤津液所致。此外，尚有心火郁闭于胸中，乃因劳心过度，心血亏耗，心火上炎，气上迫肺，心气不得下通，胞脉瘀阻，月事不来。那么会出现哪些症状呢？《女科经纶》指出："因劳心，心火上行，月事不来，胞脉闭也。胞脉络于胞中，气上迫肺，心气不得下通，故不来；或病中，胃热善饥渐瘦，津液不生。夫经者，血脉津液所化，津液绝，为热所烁，肌肉渐瘦，时见燥渴，血海枯竭，名曰血枯经绝……或心包络脉洪数，躁作时见，大便闭，小便难，而经水闭绝，此血海干枯。"龙夫人不就是这样嘛！

其实同样的医案还有很多，比如说张子和在《杂记九门》中记载了一则医案："一妇人年二十余岁，病经闭不行，寒热往来，咳嗽潮热，庸医禁切，无物可食。一日当暑出门，忽见卖凉粉者，以冰水和饮，大为一食，顿觉神清骨健，数月经水自下。"这也是因为闭经后出现发热咳嗽，吃了一些温补之药也没有效果，后来吃了一碗冰凉粉好了。

从上面的医案我们可以看出，闭经的原因很多，并非都是虚证，实证也不少见，关键在于辨证准确，这样才能治疗得法。

认识篇

一、古人如何看待闭经

古人对闭经早有认识，早在《史记》中就记载了治疗闭经的医案。《黄帝内经》中有"女子不月""月事不来""血枯"等论述，指的就是闭经。说明闭经早就作为一种疾病引起了医家们的重视，之后的医家在各类医学著作中都谈到过闭经。古代医家认为，闭经既是病名，也是一个症状。古代闭经有很多的称谓，如"女子不月""不月""月事不来""血枯""不月水""月使不来""月信不来""亡经""月水不来""经水不通""经（水）断""血断""经水不下"等。现在闭经已是中医妇科的一种常见疾病。中医学认为，闭经是指女子年逾18周岁，月经尚未来潮，或已行经而又中断达6个月以上者。这里包含两层含义：一层含义是年满18周岁，月经尚未来潮，我们称之为原发性闭经，约占闭经总数的5%，多为先天发育异常所致，一般非药物所能治；另一层含义是月经来潮，但继之又闭经6个月经周期，称之为继发性闭经，约占闭经总数的95%。这里我们主要讨论继发性闭经。

（一）闭经的发生

闭经是如何发生的呢？古人认识到，不同年龄段，生理特点不同，而闭经呈现出不同的特征。

1. 青春期女性

因"天癸已行而忽不行"出现瘀阻不通而经闭，主要由于少女不能节制饮食，误食生冷，致寒邪直中。寒主收引，寒凝血瘀不通而月经闭止不行；或素体脾胃虚弱，气血生化不足，月经无血以下而引起闭经。

2. 生育期女性

生育期女性闭经有虚有实。虚证多因生育而气散血虚，无血以下；或因房劳过度而伤及阴血，阴血不足而枯竭；或因子多乳众而伤其血液；或脾肾并弱而气血两虚。实证主要为情志不畅，气滞血瘀，闭阻不通而致经闭不行。

3. 围绝经期女性

围绝经期女性主要因肝、肾二经气血亏损，或经水突然不至。这种闭经要引起高度重视，仔细观察。如果气血和平，为天癸将竭而无足虑；如素多忧郁不调者，应警惕停经之后发生崩漏的可能。

（二）闭经的病机

闭经的病机无外瘀、痰二字。

1. 瘀

女性与男性不同，容易受到情绪的影响而致病。尤其是一些忧郁而多愁善虑，或急躁而多怒多妒的女性，更容易出现气郁血滞而闭经不行。《万氏女科》就指出："忧愁思虑，恼怒怨恨，气郁血滞而经不行。"再有，就是因寒或热引起的闭经。无论外感寒热抑或内伤寒热，或寒或热都会使血液凝滞或血液运行不畅而出现瘀阻不通，或"为冷所结搏，血结在内"，或"内受邪热……荣卫凝涩"，或"由于阴虚火旺，日渐煎熬津液干涸，以致血枯经闭"。其三，是各种原因导致经血不能及时排出，或产后、半产之后恶血没有及时排出，结于子脏而成瘀，旧血不去，新血不生，阻滞经络而使月经闭止不行。

2. 痰

痰湿重浊黏腻，容易下注冲任，主要与肺、脾、肾三脏有关。从体质来说，肥人多湿。《女科切要》指出："肥人经闭必是痰湿与脂膜壅塞之故。"脾虚不能运化水湿，遂致湿从内生，或肾阳虚衰不能温煦脾土，流注于胞络脏腑之间与瘀血互结而发为闭经。另一方面，由于素体脾虚，饮食不节，或劳力、运动过度，损伤脾气，脏腑的气化功能失常，使津液失去正常敷布与排泄，以致水湿凝聚而成。因此，"经不行者，非无血也，为痰所碍而不行"。

二、西医如何认识闭经

西医学认为，闭经并不是一个独立的疾病，而是多种疾病的临床表现。正常的月经周期是由于下丘脑－垂体－卵巢轴的功能正常及其靶器官子宫内膜对性激素有周期性反应才建立的，这个轴的任何一个环节出现问题都会引起月经异常。根据病变部位，可分为以下几种。

1. 下丘脑

下丘脑为内分泌轴的最上游，相当于司令部。下丘脑分泌促性腺激素释放激素（GnRH）和泌乳素的抑制因子（PIF），调控着垂体促性腺激素的分泌。下丘脑一旦出现功能性或器质性病变均，可引起闭经。如精神打击、环境改变、持续剧烈运动、过度节食引起体重急剧变化、慢性消耗性疾病等均可引起各种应激因素抑制下丘脑 GnRH 分泌而引发闭经。通常经过及时治疗，其是可以逆转的。

2. 垂体

垂体为内分泌轴的第二站，垂体分泌的促性腺激素（Gn）会促使卵巢排卵并分泌雌孕激素。垂体病变可使 Gn 分泌降低而引发闭经，如垂体肿瘤、先天性垂体病变，甚至产后出血和休克导致垂体的突然缺血，引起席恩综合征等。

3. 卵巢

卵巢为分泌性激素的主要器官。卵巢分泌雌激素、孕激素及少量的雄激素。这些激素可以使子宫内膜发生增生期、分泌期、月经期的变化而出现周期性子宫出血，即月经。上游的下丘脑、垂体可以影响卵巢分泌激素的功能而引起闭经。卵巢因自身原因也可以引起闭经。如先天性性腺发育不全、卵巢不敏感综合征和后天各种原因造成的卵巢功能减退等，都是因卵巢本身不能分泌激素所造成的。

4. 子宫

子宫是产生月经的重要器官。子宫内膜的周期性剥脱出血产生月经。子宫原因引起的闭经虽有先天的因素，但主要是反复人工流产、宫腔感染、放疗及一些结核类疾病引起子宫内膜发生病变，对卵巢分泌的雌、孕激素失去反应。如宫腔粘连，造成子宫内膜破坏和子宫内膜无反应，从而导致闭经。

近年来，一些雄激素水平升高引起的疾病（如多囊卵巢综合征）和甲状腺疾病引起的闭经越来越引起重视。

三、中西合璧话治疗

中医学认为，闭经的发生与阴血、五脏、天癸、胞宫均有关系，这些共同构成月经产生的物质基础与基本环境，闭经就是当代中医妇科所讲的肾－天癸－冲任－胞宫轴发生了异常。因此，中医治疗闭经就是以辨证为基础，调整这个轴的功能，使之协调平衡，月经按期来潮。

西医学同样认识到了这个疾病的复杂性，治疗中针对不同的致病原因而选用激素，改善内分泌，诱发排卵，促进卵泡发育，必要时还会采用辅助生殖技术进行治疗。

临床治疗发现，针对闭经，青春期往往以调经为主，中医治疗从本论治，调整自身内分泌轴，治疗效果较西医具有优势；育龄期闭经更多的是促孕，这时中西医结合治疗效果更加显著，中药辅助西药的促排和移植，明显提高了移植的成功率，减轻了激素类药物对卵巢的损害；围绝经期闭经，中药治疗结合实验室检查对于改善患者症状、在天癸渐竭之时能够顺势而为也是至关重要的。可见，中西合璧对于闭经的治疗是现代中医妇科学的必经之路。

治疗篇

一、青春期闭经

医案一：高中少女月经为何突然闭止

赵女士的女儿小林今年17岁。女儿11岁第1次来月经，最初月经很规律，每个月都有。两年后女儿上初中，学习比较紧张，月经开始推迟，最后干脆就没有了，而且人越来越胖，近3年长了20多公斤。开始赵女士没在意，以为是遗传她的肥胖体质，后来发现女儿月经也停了，这才开始着急，因为她的月经就不正常，也是间隔几个月才来1次，结婚五六年才怀孕。于是她赶紧带女儿到医院检查，结果被诊断为多囊卵巢综合征（PCOS）。

小林，17岁，未婚。

初诊：2012年4月27日。

主诉：主因闭经1年，西医诊为多囊卵巢综合征（PCOS）就诊。

现病史：初潮 11 岁，既往月经规律，后月经逐渐后期，直到闭经。体形肥胖，喜食甜食，动则汗出，皮肤容易起水疱样湿疹，白带量多、色白，食纳可，大便偏干、1～2 天 1 次，嗜睡。曾经服用激素治疗 3 个月，停药后再次发生闭经。

月经情况：LMP 2011 年 4 月。现闭经 1 年。月经周期 3 个月至 1 年，经期 7 天。

实验室检查：性激素检查（M2）：FSH 4.53mIU/mL，LH 9.54mIU/mL，E_2 47pg/mL，P 0.47ng/mL，T 1.04ng/mL，PRL 17.81ng/mL。

B 超检查示：子宫大小 4.5cm×4.3cm×3.9cm，内膜 0.75cm，右卵巢 3.2cm×4.3cm，左卵巢 3.4cm×4.1cm，双侧卵巢均有 12 个以上卵泡，其中无优势卵泡。

舌脉：舌质淡红，苔白腻，脉细滑无力。

诊断：闭经。

辨证：肝郁肾虚。

处方：香附 10g，苍术 10g，法半夏 10g，厚朴 10g，陈皮 10g，茯苓 12g，菟丝子 20g，肉苁蓉 20g，巴戟天 6g，鸡血藤 30g，羌活 12g，泽兰 10g，防风 10g，荆芥穗 10g。15 剂，水煎服，每日两次，饭后温服。

医嘱：自测基础体温（BBT）；每日增加运动量，减轻体重；晚餐减少食量，拒绝甘甜油腻、滋补、酸涩、生冷、煎炸及辛辣类食物。

二诊（5 月 14 日）：服上方 15 剂后，月经来潮。LMP 2012 年 5 月 15 日，量少、色暗红，经期 5 天，无血块及痛经，自测基础体温持续单相低温，动则汗出改善明显，湿疹未再起，白带量较前减少，大便每日 1 次。

舌脉：舌质淡红，苔薄白，脉细滑无力。

处方：香附10g，苍术10g，法半夏10g，厚朴10g，陈皮10g，茯苓12g，菟丝子20g，肉苁蓉20g，巴戟天6g，鸡血藤30g，丝瓜络12g，生黄芪20g。7剂，水煎服，每日两次，饭后温服。

服7剂后，加入皂角刺6g，苏木6g继续服用7剂。

三诊（5月28日）：服上方后，基础体温升高，今日第8日，白带量黏稠、色白，诸症较前改善，体重下降3kg，食纳可，二便调，睡眠佳。

舌脉：舌质淡红，苔薄白，脉滑较前有力。

实验室检查：B超提示内膜0.9cm。

处方：香附10g，苍术10g，法半夏10g，厚朴10g，陈皮10g，茯苓12g，菟丝子20g，肉苁蓉20g，川牛膝15g，泽兰10g，莪术10g，白梅花6g。5剂，水煎服，每日两次，饭后温服。

服药后第3天月经来潮，量中，色质正常。后经治疗3个月经周期，自行停药。停药后月经4月余未潮，再次就诊。

B超检查：子宫37mm×32mm×42mm，内膜15mm，双侧卵巢内见多个小卵泡。提示卵巢多囊样改变。舌脉同前。

治法：考虑内膜较厚，孕激素缺乏而致月经不潮，口服地屈孕酮20mg。连服7天，停药后月经来潮，又继续服中药两个月，月经恢复正常，BBT双相，体重减轻，精神状态改善。

医案解读

什么是多囊卵巢综合征

多囊卵巢综合征（PCOS）是一种以雄激素水平增高、持续性无排卵为特征的生殖内分泌疾病。该病多发生于青春期，常见症状为月经稀少或闭经、不孕、多毛、肥胖、痤疮、双侧卵巢持续增大，以及雄激素过、持续无排卵等。其中50%的PCOS患者伴有肥胖，就像赵女士的女儿。近年来，PCOS已成为一种常见病、多发病，患者数量多，已引起中西医同仁越来越多的关注。

多囊卵巢综合征（PCOS）的诊断标准：①稀发排卵或无排卵。②高雄激素的临床表现和/或高雄激素血症。③超声表现为多囊卵巢（一侧或双侧卵巢有12个以上直径为2～9mm的卵泡和/或卵巢体积大于10mL）。上述3条中符合两条，并排除其他疾病，如先天性肾上腺皮质增生、库欣综合征、分泌雄激素的肿瘤即可明确诊断。

多囊卵巢综合征是如何发生的？有什么危害

到现在为止，多囊卵巢综合征（PCOS）的病因并不很明确，但具有家族聚集性现象，就像林姓女孩妈妈一样。既然如此，如果不加干预是不是也不会出现什么问题呢？当然不是。这种疾病在青春期会引起月经不调及代谢障碍，比如说肥胖等；育龄期会引起不孕。PCOS是临床公认的导致女性无排卵不孕的主要原因。当然也不能排除有些患者因为偶发性排卵也会怀孕，就像赵女士那样；但是长期单纯雌激素水平过高还会增加子宫内膜癌的发生风险。到了围绝经期甚至老年期还会导致心脑血管病、中风及糖尿病等代谢性疾病。

中医如何认识多囊卵巢综合征

中医学认为，该病多发生在青春期，以肾虚、冲任失调为根本病机，与脾、肝两脏相关。肾主藏精，为天癸之源。肾阳虚弱，不能蒸腾津液，水液代谢失常，水湿内停，湿聚成痰，痰湿阻络；或不能温煦脾阳，脾虚水液失布，日久凝聚成痰；脾主运化水液，脾虚湿阻，痰湿脂膜积聚体内，而致体胖多毛；肝主疏泄，女子情志不畅，肝之疏泄失常，肝郁乘脾，脾失健运，水液内停，聚而成痰，痰湿壅阻胞脉、胞宫，则见月经后期、闭经和不孕。

多囊卵巢综合征应如何治

这种病属于难治性疾病，中医没有这个病名，西医治疗主要通过激素调节内分泌功能，但长期应用会出现一些激素引发的不良反应。中医根据不同时期采用不同的治疗方法，多从肾论治，采用补肾中药予以治疗。同时重视卵泡发育期、排卵期、黄体期及月经期各自的特点，结合西医的超声、BBT及激素水平调整治疗方案。青春期以调经为主，生育期在调经的基础上促使排卵，尽早受孕。除此之外，注意调整生活方式，包括控制饮食、增加运动、降低体重及腰围。对于该病，中西医结合治疗是最佳选择。

小林的病治疗思路是什么

小林为青春期女孩，有发生该病的家族体质；初潮后月经正常，因上中学后学习压力增大，过嗜肥甘之品，损肝伤脾，阻碍运化而致痰湿内生。痰湿下注，瘀阻冲任则经闭，同时伴湿疹及白带量多等症状。正如《万氏妇人科》所说："脂痰凝塞者，盖妇女之身，内而肠胃开通，无所阻塞，外而经隧流利，无所碍滞，则血气和畅，经水应期。惟彼肥硕者，膏脂充满，元室之户不开，夹痰者痰涎壅滞，血海之波不流。故有过期而经始行，或数月而经一行，及为浊为带为经闭，为无子之病。"超声和激素均支持这一变化，且BBT单相，说明没有排卵。辨证为肾虚痰阻，因女孩正处于青春期，无生育要求，调经是治疗的目的，补肾祛痰通络为治疗的基本原则。

初诊子宫内膜为0.75cm，接近分泌期子宫内膜，故选用苍附导痰汤加减，并加补肾活血之品。待月经来潮，根据月经周期进行调经治疗，在导痰的基础上，卵泡期育肾阴，促进成熟卵泡形成。排卵前期加入促排药物，促进排卵；基础体温上升后温肾助气化，改善黄体功能；月经前期不必过用活血破血之品，宜适当引血下行。经过调整，使患者恢复正常的月经周期。一般情况下，需连续治疗3个月经周期，同时注意调整生活方式，减肥降脂。这个女孩治疗中途停药，后又出现闭经，再次就诊时内膜较厚，给予中西医结合治疗，即激素与中药联合，最终取得了较好效果。

医案二：学习紧张能导致停经吗

山山从小体弱多病，常跟着妈妈去医院。山山一直以来的梦想就是成为一名温柔美丽的护士。后来她如愿以偿，考上了著名医科院校的护理专业。但是进入大学才发现，学医真的很累。山山觉得学医甚至比高三复习还要累。伴随着心情紧张和身体的劳累，大二下学期，她的月经不来了，而且一拖就是多半年。开始她并没觉得有什么大不了，放假回家跟妈妈闲聊时，妈妈告诉她不来月经是很严重的问题，一定要引起重视，于是便带她去了医院，医生说，这是因为山山的雌激素水平太低造成的。

山山，20岁，学生，无性生活史。

初诊：2015年11月22日。

主诉：主因停经5月余就诊。

现病史：13岁月经初潮，初潮后月经一直规律。近年来，因学习压力较大，饮食起居无规律，月经突然闭止。西医院诊断为雌激素水平较低，使用激素治疗后月经来潮，停药后再次出现月经闭止不行。以往经期经量正常、色暗红，有小血块及轻度痛经，白带量少、未发现拉丝，也不觉干涩，面部痤疮时有发生，主要集中在鼻头及前额部，自觉口干口渴，无疲倦乏力，食纳可，大便3～4天1次，黏腻不爽，睡眠佳。

月经情况：LMP 2014年6月5日，PMP 2014年1月2日（服用激素）。

实验室检查：1月4日性激素检查（M2）：FSH 4.53mIU/mL，LH 9.54mIU/mL，E_2 2.47pg/mL，P 0.47ng/mL，T 1.04ng/mL，PRL 17.81ng/mL。

11月20日B超检查：子宫正常大小，内膜0.4cm，双侧附件未见异常。

舌脉：舌质偏红，苔薄白，脉弦细。

中医诊断：闭经。

辨证：肝郁肾虚，湿热内蕴。

处方：女贞子20g，旱莲草12g，北沙参15g，菟丝子20g，生地黄20g，熟地黄20g，石斛15g，全瓜蒌20g，香附10g，郁金10g，龙胆草6g，制枇杷叶10g，连翘12g，土茯苓20g，熟大黄6g。14剂，水煎服，每日两次，饭后温服。

二诊（2015年12月6日）：服药14天后，月经仍未来潮，口干口渴明显改善，面部痤疮未有新发，大便每日 1 次，白带较前增加。

实验室检查：复查 B 超提示子宫内膜 0.8cm。

前方加鸡血藤 20g，丝瓜络 12g，当归 15g，去龙胆草、制枇杷叶、女贞子。

又服 7 剂后复诊。患者自述近日稍有乳胀，考虑经前期。

处方：香附 10g，郁金 10g，生地黄 20g，当归 15g，赤芍 10g，北沙参 15g，连翘 12g，紫草 20g，泽兰 10g，川牛膝 15g。7 剂，水煎服，每日两次，饭后温服。

药后 5 天月经来潮，经量、经色均正常，无血块及痛经。之后依前法调整月经周期，以滋补肾阴、疏肝清热为主。药后月经连续 3 个月正常来潮。后停药，随访半年，未再出现闭经。

医案解读

山山为什么会出现闭经

学习压力较大，耗伤精血，肝藏血，肾藏精，肝肾不足，精亏血少，冲任无血以下故出现闭经；加之过度忧思，思则气结，肝郁脾虚，影响到肠胃消化功能，水湿运化不利，聚湿成痰，痰湿及气滞郁而化热，熏蒸于上而致面部痤疮，口干口渴，大便秘结而黏腻不爽；脾虚水谷精微衰少，气血生化之源也会波及于肾，故出现闭经。其病机乃虚实相兼，辨证为肝郁肾虚，湿热内蕴。西医检查见子宫内膜较薄，考虑雌激素水平偏低造成，故使用激素后月经正常来潮。殊不知，外源性激素的补充不能够调动内源性激素的分泌，因此停药之后月经又出现闭止不行现象。中医学认为，血者经之本，精者经之源，本源耗竭，血海失充故滞涩。单以疏通，经水亦不能速达，好比河川之源头枯竭，决堤又有何用呢？

山山属于哪类闭经

闭经分为原发性闭经和继发性闭经。山山初潮后月经一直规律，因此可诊为继发性闭经。闭经是什么原因引起的需要在诊断之前确定，即闭经的位置在哪里。检查要先排除器质性病变，因为山山为未婚无性生活的女孩，不存在子宫及生殖道方面的问题，也没有全身血液系统疾病，故要通过激素撤退实验进行判断。因其子宫内膜较薄（0.4cm），雌激素水平较低（但FSH及LH正常），给予雌孕激素联合序贯治疗后月经能够来潮，说明闭经不在卵巢，而在中枢。这种闭经往往多见少女。有研究表明，16岁以上在校生发生此病的概率可达到1：90，但原因并不是很清楚，可能与生物、社会及精神心理有关。结合山山的情况，是由于学习压力较大造成的。

山山的病如何辨证治疗

山山的闭经西医诊断为继发性闭经，中医诊断为闭经，证属肝郁肾虚，湿热内蕴。治疗原则为补益肝肾，清利湿热，活血通经。采用"补益疏通"的治疗方法，当然治疗中要按照月经的不同时期，结合激素、超声及全身症状，以及四诊信息予以不同的调整。初诊时，内膜只有0.4cm，不宜活血通经，应该以补益肝肾之阴为主，以促进内膜的生长。补益是以缓图功，循序渐进，使精血渐复，血海满盈，经水有源，月经来潮，药选二至丸加减。其中女贞子、旱莲草、生地黄、熟地黄补肾阴以生精；北沙参、石斛补肺益肾，因肺为水之上源；香附、郁金、龙胆草、制枇杷叶、连翘、土茯苓、全瓜蒌疏肝理气，清热利湿，使得湿热除，再加扶正，则邪祛则正安，避免闭门留寇之患。药后精血渐复，子宫内膜增长至0.8cm，在此基础上增加养血活血通络之品，以顺应内膜的变化，如增加鸡血藤、丝瓜络、当归；因湿热之症大部分已除，故减去清利湿热的药物。用药1周后，山山出现经前期的症状，此乃气机欲动、月经将临之佳兆，结合舌脉考虑山山已经进入月经前期，故给予疏肝理气、活血通经之法，使胞脉通畅，经水来潮；活血调经，引血下行，使经血顺势而出，方用归芍地黄汤加减以补肾益精行气血；并加牛膝兼补肝肾，并引血下行；郁金、香附疏肝理气；紫草、泽兰活血化瘀通经。药后月经来潮，色量及经期均正常，月经后仍然按照月经周期进行调治，守二至丸加减，以补充经源，健脾养血，终使月经如期而至，诸兼症消失。

如果不治疗，山山的闭经会有什么危害吗

如果不及时进行诊治，山山的闭经会进一步影响卵巢功能，导致不能正常排卵，最终影响生育功能。青春期女孩的月经要进行特别关注。一方面在学校普及月经病相关知识，另一方面家长也要经常询问孩子，以便及时发现问题，"防患于未然"。在这个阶段调畅情志也很重要，青春期由于学习、感情、爱美等原因很多女孩会因为节食、压力及失恋等引起精神刺激，影响神经内分泌功能的正常发挥。像山山这样学医的女孩都不能引起足够重视，可见现象是很普遍的。有调查表明，有这种情况的女孩，经过治疗，大约一半左右的人可以恢复正常，另一半中一部分效果一般，还有一部分效果较差。

二、育龄期闭经

医案一：做了一次人流，结果月经不来了

> 小李是一个乐观漂亮的姑娘，正在准备结婚的时候意外发现自己怀孕了。当时她不加思索地决定，这个孩子肯定不能要，因为她还年轻，不能让孩子影响她的生活。于是，她就到一家小医院做了人工流产。人流后，因为筹备婚礼，她没有好好休养，阴道出血 1 个多月没有断。再次到医院检查发现，宫腔有异物未清除，必须再次刮宫。这次手术后，小李总觉得心中委屈，情绪变得很差，加上紧张的工作，出血倒是没有了，但是月经将近半年没有来。后来到医院一检查，结果诊断为宫腔粘连。

小李，28 岁，已婚，职员。

初诊：2011 年 11 月 20 日。

主诉：流产后闭经 6 个月就诊。

现病史：既往月经规律，1 年前因孕 40 余天行人流术。术后因为出血淋沥不净行清宫术。术后未经系统治疗，出现月经闭止不行。医院诊断为宫腔粘连，曾经使用雌激素治疗，因不能耐受激素的副反应而停止。现计划行宫腔镜下粘连分解术。平素时有腰酸腰痛，下腹部时有坠痛，白带量中、色淡黄，食纳可，二便调，睡眠可。

月经情况：LMP 5 月 16 日（激素治疗后），PMP 1 月 20 日，现月经闭止 5 个月余。

实验室检查：性激素检查正常。

B超提示：子宫内膜中断，双附件未见异常。

宫腔镜检查：提示宫腔狭窄，有白色粘连带。

舌脉：舌质淡暗，苔薄白，脉弦细。

中医诊断：闭经。

辨证：肝肾不足，寒凝血瘀。

处方：丹参20g，当归15g，川芎6g，桑寄生15g，川续断12g，菟丝子20g，红藤12g，忍冬藤10g，炮姜10g。7剂，水煎服，每日两次，饭后温服。

二诊（11月30日）：宫腔镜分离术后，服上方7剂，10天后血止，腹痛不著，轻度腰酸，血常规提示正常。

舌脉：舌质淡暗，苔薄白，脉弦细无力。

处方：熟地黄20g，女贞子20g，旱莲草12g，香附10g，郁金10g，鸡血藤20g，桑枝12g，丹参12g，党参12g，炒白术12g，肉桂6g。14剂，水煎服，每日两次，饭后温服。

上方服14剂后，诸症改善明显，白带正常。正值经前期，加入仙灵脾10g，巴戟天6g，川牛膝15g，红花10g。

继续服药1周后，月经来潮，量偏少，经期7天，色暗红，有血块。经后超声检查，提示子宫内膜连续。

依前法，按照月经不同时期进行调治，连续3个月经周期月经按时来潮，后将药物磨粉做成水蜜丸缓图，又服用3个月，随访1年后自然怀孕。

医案解读

小李为什么会闭经

小李主要由于刮宫术后，损伤冲任、胞宫，导致冲任阻滞，再加上术后百脉空虚犹如产后一样，劳累感寒，寒凝血瘀，阻滞胞宫致血涩不通而闭经。另外，由于病情日久，病久由实转虚，再加上流产后经血受损，精血不足故出现肝肾阴虚之证。因此，小李人术后既有血瘀又有血虚，虚实夹杂，故而出现月经闭止不行。

小李的宫腔粘连是怎么形成的

宫腔粘连是由于子宫内膜被破坏而引起的，绝大部分与妊娠有关，常见于行人工流产术或自然流产刮宫术后，以及产后出血刮宫术后。正像小李一样，人流时由于子宫壁较软，吸宫时负压过大不易控制深度和范围，造成人流后脱膜残留引起淋沥出血。后来的二次刮宫可能会刮宫过度，将子宫内膜基底层刮掉，使宫腔粘连。宫腔粘连范围较大的话，就会引起闭经。如果不及时治疗，宫腔粘连易导致继发性不孕。即使怀孕也容易反复流产和早产，给女性健康和生育带来巨大威胁。

宫腔粘连西医如何治疗

西医治疗人流术后宫腔粘连，采用的是宫腔镜直视下分离粘连，然后加用雌孕激素人工周期治疗，一般连续治疗3个月经周期。因为卵巢周期分泌激素可以使子宫内膜发生周期性变化，子宫内膜功能层受卵巢激素变化调节，具有周期性增殖、分泌和脱落性变化，西医使用外源性雌孕激素撤退的分泌期内膜脱落形成月经的原理进行治疗。由于患者不能够耐受激素的治疗，出现恶心呕吐及乳房胀痛等不良反应，所以求治于中医，中医治疗根据辨证以活血通经，益肾养血法进行治疗，使冲任胞宫得以通畅，血海满溢而经自行。

小李的病如何辨证治疗呢

中医学认为，胞宫具有主持月经、种子育胎的功能，在肾、天癸、冲任调节下行使其正常藏泄功能，肾主生殖，经水出诸肾，小李由于流产导致的闭经主要以肾虚为本，血瘀为标，属本虚标实之证。治疗采用标本同治之法，在宫腔分离术后为防止进一步粘连的发生，以活血补肾散寒为基本治法，方中丹参活血化瘀，当归、川芎补血活血，菟丝子、枸杞子补肾益肝，川续断益肾活血，香附理气行滞。药后血止，就要修复子宫内膜，结合月经周期用药方法，滋肾阴以养内膜，方中用熟地黄、女贞子、墨旱莲滋肾益阴，补肾填精；加鸡血藤、桑枝、丹参活血化瘀，疏通冲任气血，防治内膜再次粘连；党参、白术健脾益气以强后天之本，肉桂温暖下元以散寒化瘀；经前期加入仙灵脾、巴戟天温肾助阳并辅以牡丹皮、红花、川牛膝活血化瘀，引经下行之品，推动气血运行。诸药合用，在治疗同时，调整了肾-天癸-冲任-胞宫轴，改善了盆腔内环境。治疗主要以活血化瘀为主，辅以益肾调经，顺应子宫内膜的变化，同时应顾及脾胃，因脾胃为后天之本，生化之源，精血充沛，气血旺盛，有利子宫内膜的生长与修复，有静有动，符合月经的周期性规律性变化的特征，最终恢复正常月经，增加了受孕机会，使患者顺利怀孕。

医案二：30 岁怎么就像到了更年期

郭女士是一名科研工作者，3 年前顺产一个女儿，产时出血较多，产后本应得到家人的关爱，可是婆婆因为她生了一个女孩而不愿意照顾她。丈夫又出国去工作，所以郭女士情绪一直不好，产后 6 个月虽然月经来潮，但量非常少，重新上班后工作压力又非常大，工作、家庭已经让她不堪重负，又因为琐事经常和家人生气吵架，月经干脆就不再来了。紧接着又出现发热、出汗、烦躁、失眠等症状，脾气也越来越大，同事都说她像更年期，有时候她自己也觉得自己怎么成了这样。在同事的建议下到医院进行了检查，结果诊断为卵巢早衰。

郭女士，33岁，已婚，科研人员。

初诊：2012年4月15日。

主诉：主因闭经1年余就诊。

现病史：患者既往月经规律，孕1产1（G1P1），后因工作压力大，月经逐渐后期，LMP 2011年3月中旬，点滴即净。后又与家人生气后，月经闭止，屡服通经之品无效而求诊。伴有带下稀少，腰酸腰痛，烘热汗出，烦躁易怒，神疲乏力，失眠多梦。

实验室检查：性激素检查（M2）：FSH 90.34mIU/mL，LH 53.36mIU/mL，E_2 27pg/mL，P 0.45ng/mL，T 0.25ng/mL，PRL 19.61ng/mL。

垂体功能、血HCG及X线检查均无异常。B超检查提示：子宫大小4.2cm×4.1cm×3.7cm，内膜0.25cm，右卵巢大小1.2cm×2.3cm，左卵巢2.4cm×2.1cm。

舌脉：舌质红，苔少，脉沉细。

中医诊断：闭经。

西医诊断：卵巢早衰。

辨证：肝郁肾虚。

治则：补益肝肾，活血通经。

处方：太子参30g，炒白术12g，当归15g，生地黄15g，熟地黄 15g，赤芍 15g，白芍 15g，菟丝子 20g，山茱萸 20g，丹参 15g，川芎 6g，红景天 15g，紫河车 10g，浮小麦 30g，生麦芽 20g，远志 10g。15 剂，水煎服，每日两次，饭后温服。

医嘱：同时服用补佳乐，连服 21 天，后 10 天加服地屈孕酮。

二诊（4 月 30 日）：服药 15 天后自觉烘热汗出症状明显改善，情绪好转，睡眠改善，白带较前有所增加，月经尚未来潮。

舌脉：舌质红，苔少，脉弦细。

治法：守前方不变，加入川牛膝 15g 继续服用。

三诊（5 月 16 日）：月经于 5 月 12 日来潮、量中、色暗红、有少许血块，无痛经。经前期有轻度乳房胀痛，烘热汗出症状已除，心烦失眠明显改善。

舌脉：舌质红，苔薄白，脉弦滑。

处方：党参 15g，炒白术 12g，山药 25g，杜仲 10g，阿胶 10g，生麦芽 12g，白梅花 10g，鸡血藤 20g，丝瓜络 12g，北沙参 18g，当归 15g，生地黄 15g，熟地黄 15g，路路通 12g。14 剂，水煎服，每日两次，饭后温服。

治疗 3 个月经周期后复查性激素（M2）：FSH 40.25mIU/mL，LH 18.36mIU/mL，E_2 30 pg/mL，P 0.42ng/mL，T 0.21ng/mL，PRL 17.63ng/mL。

B 超检查示（M13）：内膜 0.78cm（双层），右卵巢大小 2.31cm×2.67cm，并有一 0.9cm×0.67cm 的囊性团，左卵巢 2.4cm×1.62cm。

患者症状较前明显改善，嘱停用激素，按照月经周期中药调治，连续 3 个月经周期均正常来潮。

医案解读

卵巢早衰是个什么病

卵巢早衰（POF）是指女性在40岁以前发生闭经。发生率为1%～3%，但是近年来逐年上升，在闭经患者中2%～10%为卵巢早衰。POF的病因至今不太明确，但是与心理问题、环境影响及感染因素有关，吸烟、饮酒、失眠、染发、情感刺激、人工流产、减肥等均为其高危因素。该病会引起不育、更年期综合征等一系列健康问题，严重影响了女性的生活质量，也越来越多的引起重视。

卵巢早衰如何治

西医主要是采用外源性激素替代的方法改善雌激素下降所引起的各种症状和诱发排卵，由于该疗法的副作用（尤其是对乳腺组织的不良刺激），使得患者难于长期接受。有报道称，长期应用还可增加患子宫内膜癌、乳腺癌的风险。中医无卵巢早衰之名，主要将其归为闭经、不孕等症，历代医家对该病病机的认识有所不同，常见病因病机有肝肾阴虚、脾肾阳虚和血枯瘀阻之异。《素问·上古天真论》云："女子七岁，肾气盛，齿更发长……七七任脉虚，太冲脉衰少，天癸竭，地道不通，故形坏而无子也。"说明肾气的盛衰主宰着天癸的至与竭、盛与衰，以及月经的行与止。肾虚是这个病的根本，同时还兼有肝郁、脾虚等脏腑失调。该病有肝肾阴虚、肾虚肝郁、脾肾两虚、心肾不交等不同的证型，治疗以补肾为主，兼顾疏肝、健脾、清虚热等。但无论怎么治，都应该参考激素检查结果和超声情况，按照月经周期施治。因此，中西结合治疗对提高该病疗效至关重要。

郭女士的病治疗思路是什么

郭女士闭经1年，卵泡期FSH>40mIU/L，E_2<73.2pmol/L，

B超示极少或无卵泡，上述两项就可诊断POF。因为闭经时间较长，FSH水平又较高，单纯使用中药治疗疗效会比较慢，不能激发卵巢功能，因此应该选用中药配合西药激素治疗可以显著改善患者的全身症状，并可有效降低FSH水平，进而改善卵巢功能；使用激素一般3～6个月，郭女士应用3个月后激素水平有了明显的改善，B超提示卵巢也有所恢复，这时可以完全应用中药治疗，使自身内分泌轴建立并稳定分泌，致月经继续来潮，明显改善卵巢功能。选用补肾药熟地黄、菟丝子、山茱萸、紫河车可使卵泡发育；活血药丹参、鸡血藤可使补肾药直达病所，又能使卵巢包膜变薄而利于排卵；养血疏肝药当归、芍药、浮小麦、生麦芽、远志可改善患者全身症状。待月经周期规律，应按照中药周期疗法与辨证论治相结合，调节天癸、冲任、胞宫之间的相互平衡，使冲任得养，气血流通，调动自身的内分泌轴，改善内源性激素水平，促进月经按期来潮。

调养篇

一、穴位辅助调理

取穴：关元，气海，血海，三阴交，足三里。

方法：仰卧床上，用手掌在小腹做环行而有节奏的抚摩，同时配合按揉关元、气海，再按揉血海、三阴交、足三里，并用一指弹推法，即沉肩垂肘，用拇指指端螺纹面紧推慢移于腰部脊柱两旁，然后再按揉上述穴位 2 ～ 3 遍，以感觉酸胀为度。

1. 虚多者

以关元穴为主，使热感渗透胞中，以填补冲、任，点中脘、归来、足三里、三阴交，以调理脾胃，引血下行养血益肾。

2. 瘀多者

揉搓小腹，重按气海穴，使热感向下直达涌泉，以行气活血，通调冲、任二脉，然后泻间使穴，点血海、曲泉穴以疏调脏腑气机，化瘀消滞通经。

二、食疗养生助治疗

（一）青春期闭经

1. 鸡冠红糖饮

原料：雄鸡冠 3 个，红糖 30g。

用法：将雄鸡冠洗净，放石臼中捣烂如泥，加入红糖，沸水冲服。每日 1 次，连用 5～7 天。

功效：鸡冠为血肉有情之品，可养血活血；红糖温经，适用于青春期气虚血瘀之闭经。

2. 苡米扁豆粥

原料：薏苡仁 20g，炒扁豆 15g，山楂 20g，红糖适量。

用法：薏苡仁、白扁豆、山楂洗净，放入砂锅内加水同煮粥，粥熟后放入红糖食之，每日 1 次，连服 10 天。

功效：健脾祛湿，活血通络。适用于青春期痰湿内阻之闭经。

（二）育龄期闭经

1. 当归羊肉羹

原料：当归 10g，枸杞子 10g，何首乌 10g，羊肉 500g。

用法：将当归、枸杞子、何首乌用纱布包好扎紧口，与洗净的羊肉、葱、姜、食盐、料酒一起置砂锅内，加水适量，先用大火煮沸，再改小火炖至羊肉烂熟，弃药加入味精，食肉饮汤，每日分次服完，可长期服用。

功效：补肝益肾，养血调经。适用于育龄期肝肾不足之闭经。

2. 鸡肝肉桂散

原料：雄鸡肝 14 只，肉桂 35g。

用法：将雄鸡肝洗净、切片、烘干，与肉桂共研细末，分为 14 包，早、晚空腹以米汤水各送服 1 包。1 周为 1 个疗程。

功效：温补肝肾，散寒活血。适用于育龄期寒凝血瘀引起的闭经。

3. 内金山楂散

原料：鸡内金、焦山楂各 100g。

用法：将鸡内金放瓦上焙干，与山楂共研细末。早、晚空腹以温黄酒或米汤各冲服 10g。10 天为 1 个疗程。

功效：适用于育龄期血瘀所致闭经，中药治疗后的月经前期可加服此药膳。

心得篇

闭经是一种难治性妇科疾病，其病因复杂，包括的西医病种很多，因此诊疗中首先根据患者的不同年龄阶段分清属于哪类闭经再进行治疗才能有的放矢。

青春期闭经往往有两类，一类是由于天癸刚至，尚未健全，容易受到一些外来因素的影响，比如情绪、饮食、感受外邪等，影响冲任，造成月经闭止不行，西医的实验室检查正常，这类闭经辨证准确容易治疗。另一类是由于先天禀赋等因素。天癸刚至之后，由于一些诱因出现月经闭止，西医检查会提示 PCOS、垂体瘤等疾病。这类闭经治疗比较复杂，可以中西医结合或中药治疗结合不同时期的超声及激素检查。

育龄期闭经也可分成两类，一类是内分泌异常引起的，比如由于卵巢功能下降出现的闭经，多囊卵巢综合征出现在育龄期不仅仅表现为闭经，还会伴有不孕、甲状腺失调出现的闭经等。这类疾病引起的闭经要针对不同的内分泌失调性疾病辨证治疗，中西医结合治疗是关键。比如甲状腺功能低下引起的闭经，单纯应用中药治疗效果并不满意，如果结合西药优甲乐治疗，将会收到事半功倍的效果。另一类是损伤性原因，如过度刮宫、反复流产等，由于子宫内膜的过度破坏导致月经闭止不行，修复内膜是治疗的关键，用药要顺应西医的手术治疗，促进内膜更快地修复，同时还要防止其复发。

　　围绝经期闭经一般是绝经，这类如果没有全身症状不用治疗；但我们也要警惕围绝经期突然闭经后有可能出现突破性子宫出血，也就是崩漏的发生。这时就要监测子宫内膜厚度，如果过厚，要化瘀消癥，促进子宫内膜剥脱，进一步调经、促进绝经。

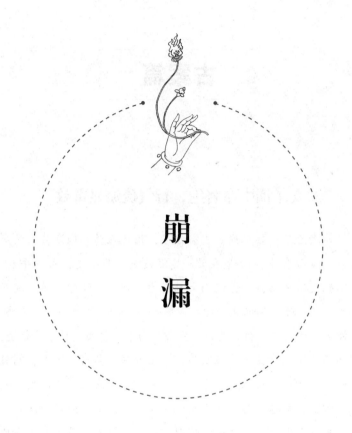

崩漏

崩漏是指女性阴道大量出血，或持续下血，淋沥不断者，亦称为"崩中漏下"。一般以来势急、出血量多的称"崩"；出血量少或淋沥不净的为"漏"。西医学无排卵型功能失调性子宫出血病，生殖期炎症和某些生殖器良性肿瘤引起的非经期不规则阴道出血可参照本病进行辨证论治。

古案篇

女子崩中命将绝，行气疏瘀显奇效

易思兰治一妇患崩，去血极多，用止血药，崩愈甚。卧床月余，羸瘦食少，面青爪黑，气促痰喘。易诊之，心脉平和，肝脉弦大时一结，肺脉沉而大且有力，脾胃脉沉涩，两尺沉而无力，曰：此气郁证也。询之，果因怒而致。乃用香附、乌药、苏梗为君，抚芎、白芷为臣，当归、白术、神曲、甘草为佐使。服药后，顿觉神爽，诸证减半，举家欣跃。易曰：未也。明日子时分，指甲变桃红色，方可救。至期甲色果红。又诊之，左三部如前，肺脉微起，脾胃虽沉缓而不涩，两尺照旧，谓其家曰：午时血当大崩，毋得惊惶以骇病者。至期，果下紫黑血块数枚，自此遂止。或问曰：崩，血证也，人用血药不效，公用气药而止者，何也？易曰：崩虽在血，其源在气，气如橐籥，血如波澜，血随气行，欲治其血，先调其气。然有调气而血疾不愈者，有不调气而治血亦愈者，又何也？盖所因有不同耳。有因血而病气者，有因气而病血者，能以脉证辨之，而治法之先后定矣。如人禀来血虚者，血虚气必盛，为咳血、潮热、咽痛等症，此则以血为主，而用滋阴降火之剂。今此证时值秋令，肺脉宜浮短而反沉大，失其令矣。有云：下手脉沉，便知是气。大者火也，气有余即是火。沉而兼大，是气郁而不运也。况肝木至秋，脉当微弱，兹反弦大而结，肝脉结者，血积于内也。病因肝家怒火郁结，血不归经而妄行，非因气而病血者乎，故以治气为先也。曰：指甲已黑矣，君断子时变红；血已止矣，君断午时复来，何也？易曰：此正阴阳生长之妙也。盖血活则红，血凝则黑。爪甲黑者，血凝而不散也。今用药以行其气，至子时一阳初动，气行则血活，故黑甲变红矣。至午时一阴复生，肝乃乙木，乙木生于午，肝气得令，其邪不能容，故积血于此时尽出，积出则气运血行，循环经络而病已矣。

震按： 此案议论通畅，大有发明。然开郁疏气之药，一服而瘀血行，新血止，必无其事。不过此病有此理，姑存其说，以示后人，使勿墨守见血治血一法。(《古今医案按》)

白话解读

明代医生易思兰（名易大艮，字思兰。流传后世有《易氏医案》一册，只有十八个案例和十一个方剂）曾经治疗一位患崩漏的妇出血特别多，每天十几次出血，用了各种止血的方药后，越治出血越多，卧床一个多月，身体瘦弱，吃饭不香，面色发青，指甲发黑，气息急促，动则气喘痰鸣，请来了易大艮医生。大夫诊了她的脉后发现，她心脉平和，肝脉弦大时有一结，肺脉沉而大且有力，脾胃脉沉涩，两尺沉而无力，因此断言她是因为生气引起的气郁证。一问，她果然是病前曾经发怒不止，暴跳如雷。故开具处方：四神散加减。香附、乌药、苏梗为君，甘草、川芎、白芷为臣，当归、白术、神曲为佐使。

服药后不久，患者自觉神清气爽，病情好了一半，全家都高兴地不得了，真是神医下凡，扁鹊再世啊！但是易医生说：等明天子时，如果患者的指甲由黑转红，才算有救，说完便走了。第二天，患者家属来请，说果然指甲由黑转红。易医生再次诊脉，发现左手脉如前，右手肺脉微起，脾胃沉缓而不涩滞，尺部仍旧沉而无力。这回易医生又预言说：今天中午，患者将再次出现血崩，量很大，但是不要紧张。到了中午，患者果然出了许多黑血块，神奇的是患者的血崩竟然完全治愈了。这不免让他的同仁和学生们提出了一些疑问。

一问：别人用治血的药治疗崩漏没有效果，您用理气的药怎么就这么神呢？

易答：崩症虽然在血分，但它是源于气的。气就像轮子，血就像波浪，要想治其血，应先调其气。

二问：那么有通过调气而治疗血证却不能治愈的，也有不调气而治疗血证也得到了很好的效果的，是怎么回事呀？

易答：那是因为病因有所不同的缘故，有因为血而导致气机不调的，也有因为气而导致血证的，通过诊脉就可以辨识，然后才有不同的治疗方法。这个患者是因为出血而导致血虚，血虚必然气盛，就会出现咳嗽咽痛甚至潮热这些症状，治疗时应该以血证为主，使用滋阴降火之剂。而且秋天，肺脉该浮短，患者反而沉大，是与时令不符，右肺主气，肝脉该弱，反而弦大而结，所以辨证是气郁。生气是病因。怒气伤肝，肝火郁结，血不归经而妄行，因此这个患者是因气而致的血证，所以要首先治其气。

三问：甲床本身为黑色，您是怎么算出子时会指甲变红；治疗后血已经停止，那么您又怎么会预测出午时会再次血崩？

易答：这正是阴阳此消彼长的道理，子时一阳生，服药后，血活则甲床变红，血凝则甲床变黑，所以判断子时阳生则气行则血行，所以指甲床变红则预示病渐愈。午时一阴生，而且，肝为乙木，生长于午，这个时候肝得令而不容邪气存在，所以淤积之血会在这时全部流出，这时气行则血行，会再次血崩，但之后经络通畅才会疾病痊愈。

俞震按：这则医案提出治疗崩漏不要墨守成规而拘泥于通常的治疗方法，一定要辨证论治，由于气郁而致应该使用开郁疏气的药物，服用后使得瘀血行且新血止，使得疾病得到了有效的治疗。

那么可能大家会问，医案中使用的四神散这几个普通的药，在此处为什么有这么神奇的效果呢？其实药不在多，关键在于合适。其中香附行气为君；乌药助之为臣；苏梗通十二经之关窍，白芷化腐血，生新血，这两个药为佐；白术健脾胃，和中气为使。整个方剂以行气为主、活血为辅，是治血先调气的好方子。除了用药是不是我们也对脉症合参有了深刻的认识，重新发现了中医辨证的曲折大道：脉症与药同参！

认识篇

一、古人如何认识崩漏

古人对崩漏早有认识，崩和漏其实是两个不同的病名。

先说"崩"。《素问·阴阳别论》最早谈到崩。它是这样说的："阴虚阳搏谓之崩。"虽说此处的崩不仅仅指崩漏，但可以说是崩的起源，亦是妇科崩漏的病名之源。到了《医学入门》，明确指出妇科病的崩，说"崩乃经血错乱，不循故道，淖溢妄行"，说出了崩是月经血不循常道而妄行的特点。

再说"漏"。漏最早出现在《金匮要略》。云："妇人陷经漏下，黑不解，胶姜汤主之。"此处不但明确谈到漏下的病名，还谈到了治疗方剂胶姜汤。漏下是指病来势较缓，血量淋沥不断。因此崩漏属月经病范畴，指经血非时暴下不止或淋沥不尽，又称"血崩""经崩""经漏""崩中漏下"等。

崩漏的概念虽然短，但却包含了三层含义，让我们详细剖析一下。

第一层："非时"，指不按规律的时间，也就是没有正常的月经周期。正常的月经周期是（28±7）天，按时而来，所以对于女性患者，临床上我们首先询问患者的月经周期，经期，经量，经色，是否有痛经，是否有血块。如果患者说月经有时几个月才有1次，有时连续出血，量不多但总是不干净，尤其一些青春期女孩，正常的月经周期刚刚建立不久，出现月经周期消失，自己有时不以为然，家长又不太关注，等到就医时往往病程日久。

第二层："暴下不止"，这其实指的就是崩中，也就是经血突然量多如注，通常患者会描述几个月没有来月经，本次突然月经来潮，出血量特别大，会"顺着裤腿往下流"。这种情况通常会伴有头晕眼花、疲倦乏力等一些失血性贫血的临床表现。

第三层："淋沥不尽"，这其实指的就是漏下，出血量并不很多，但出血时间特别长，通常患者会说"开始的时候好像月经血，之后总是不停，最少的时候护垫也可以解决，但是不知道什么时候就有多了，总是不干净，有时半个多月，有时好像接上了下一次的月经"。虽然出血不多，但因为持续时间很长，患者也会出现疲倦乏力、下腹部疼痛、腰酸腰痛等临床表现。

这里要说明，崩漏虽然有上述三个主要特征，并不是每一个崩漏的患者必须三个特点都具备，但是必须要有的是"非时"，然后根据出血量和时间的不同有崩中和漏下的区别。经血非时暴下不止、出血量多、势急者为崩中；经血非时淋沥不尽、量少势缓者为漏下。实际上，临床中也有一些患者崩中和漏下两者常交替出现，所以我们往往说"漏为崩之渐，崩为漏之甚"，出血时而量多如涌，时而点滴而下，淋沥不尽，这时的诊断就应该是崩漏。

（一）崩漏的病因

崩漏与年龄有关。

1. 青春期

这个阶段，肾气还没有完全充盛，天癸也没有完全充实，正在发育时期，就容易出现阴阳失衡。我们知道，肾为先天之本，肾气盛则天癸至，具封藏固摄功能。如果先天禀赋不足，肾气虚弱，封藏失司，再加上饮食、情志而火热内生，冲任不固，则可导致崩漏的发生。因此，这类崩漏往往月经初潮过早或过迟。

2. 生育期

这个阶段因为有经、带、胎、产的生理特点，再加上家庭及社会的重任，易引起肝气不疏，肝经郁热，冲任失调。如果患者素体阴虚，虚火内动，或素体阳盛，血热内扰，冲任为热所迫，则致经血妄行；素体阳虚，阴寒内盛，寒凝血瘀而致崩；再加上放环、盆腔炎、子宫肌瘤、子宫内膜异位症等因素，可出现气机不畅，经血固摄失约。后天因素由于流产，损伤胞宫、胞脉及冲任而成崩漏，最多见的由于内伤七情，肝郁化热，过食辛辣，助阳生热，劳倦及剧烈运动，或外感六淫等都能导致崩漏的发生。

3. 围绝经期

后天因素为主。这个阶段肾气渐衰，天癸将竭，易出现阴精亏虚。如果心肝火旺，扰动心神，就会有神魂不宁的症状，出现崩漏多兼有精神、心理等因素。或由于生育太多，房劳多产伤肾，饮食不节伤脾。肾为先天之本，脾为后天之本，气血生化之源，主统血，气虚下陷，统摄无权，冲任不固，而出现崩中或漏下，或者崩漏。

（二）崩漏的病机

崩漏的病机无外瘀、热、虚三端。

1. 瘀

《诸病源候论》云："崩而内有瘀血，故时崩时止，淋沥不断。"由于瘀血而使得血不归经而出血，那么瘀血是从哪里来的呢？因肝郁可成气滞血瘀；因积冷寒凝可成寒凝血瘀；还可因血室空虚、邪气侵袭阻滞而致血虚血瘀，最终致冲任二脉瘀阻。瘀血阻滞不去，新血不能归经，血溢脉外或妄行乃成崩漏。

2. 虚

虚主要是脾肾两脏虚。我们知道，肾藏精，主生殖，为先天之本，亦为月经之本。房劳多产或先天不足伤肾，则天癸当至不至，当止不止，以至于无序，导致肾气虚则冲任不固，胞宫藏泄无度。脾为后天之本，气血生化之源，又主统摄血液，脾气主升，脾虚则气血乏源，血失统摄，甚至气陷而血崩或漏。

3. 热

热主要有虚实之异。实热往往由于感受热邪，或情志化火，或过食辛辣，盲目进补；虚热往往由于久病阴虚，热伏冲任，扰动血分，迫血妄行，引起崩中、漏下。

二、西医如何认识崩漏

西医没有崩漏的病名，崩漏大部分相当于西医的无排卵性功能失调性子宫出血，简称无排卵性功血。当然还有排卵性功血。排卵性功血因为有正常的排卵，所以出血一般是有规律的，并非"非时"，往往属于中医的月经过多、经期延长等妇科疾病（会在相应章节中详细介绍）。无排卵性功血为妇科常见病，主要是由于调节生殖的神经内分泌机制失常，也就是下丘脑－垂体－卵巢轴的功能失调引起的异常子宫出血，而全身及内外生殖器无器质性病变存在，可发生于月经初潮至绝经间的任何年龄，不同的阶段会有不同的特点，主要发生于青春期少女和围绝经期女性。

1. 青春期少女

因学习紧张、情绪剧烈波动、环境气候骤变、全身性疾病或营养不良等导致，主要由于下丘脑－垂体－卵巢轴的功能刚刚启动，尚未与卵巢建立起稳定的反馈程序，尤其是对雌激素的正反馈作用存在明显缺陷，尚未达到性成熟后稳定的周期性卵泡发育、成熟和排卵。具体而言，在内分泌轴中，垂体分泌卵泡促激素（FSH）呈持续低水平，黄体生成素（LH）无高峰，雌激素（E）分泌量不足，有可能导致小卵泡发育到一定程度后发生退行性变，形成闭锁卵泡，继而月经无周期或异常出血。

2. 育龄期妇女

由于受到内、外环境的刺激，如工作劳累、情绪波动、应激反应等干扰，可能会出现短暂的无排卵，但育龄期功血中有排卵性功血居多，主要因黄体功能不健全、内膜转化不完全或脱落不规则所致，临床以月经期出血时间延长、血量偏多为主要临床表现。

3. 围绝经期妇女

主要为非排卵性崩漏，由于卵巢功能下降，卵泡发育期缩短或不能发育成熟，卵泡分泌的雌激素达不到诱发正反馈的水平，剩余卵泡对垂体促性腺激素反应亦不敏感，反馈机制消失，不能形成 LH 峰，因此不再发生排卵。由于卵泡的剩余作用及其闭锁、雌激素波动或持续低量刺激，无孕激素对抗，子宫内膜发生不规则脱落而出血。

无论哪个时期，无排卵性功血主要表现与崩漏相似，为急性或慢性的无规律子宫出血，出血频率及出血时间不定，血量时多时少。因为该病发病机制复杂，临床表现多样，西医治疗主要依靠激素，手段又很有限、治疗起来疗程较长、疗效欠佳，且并发症较多，成为妇科难治性疾病。

三、中西合璧话医案

崩漏是妇科临床常见的出血性月经病，属妇科临床疑难急重症。该病发病在妇女中年龄跨度很大，贯穿于青春期、生育期及围绝经期的整个过程，主要以青春期和围绝经期多见。这两个阶段都存在激素不稳定的特点。西医治疗主要依靠激素治疗，且疗程较长、疗效欠佳，外源性激素的补充往往对内源性激素的分泌起不到良性调整作用。临床发现，中医治疗崩漏有着丰富的临床经验，中医通过病证结合的方式，辨证与变病相结合，不仅能够调动内源性激素的规律释放，而且还能减轻西药应用的不良反应。西医的激素检查、基础体温的监测、超声检查等，对于中医辨证治疗崩漏提供了更可靠的依据。针对不同时期的崩漏，中西医结合将会发挥更好的疗效。

治疗篇

一、青春期崩漏

医案：我女儿这是怎么了

> 　　隋女士有一个乖巧懂事的女儿，女儿前不久刚考上重点高中，可是女儿告诉她，自从上高中之后月经就乱了，总是出血。她赶紧带着女儿去了大医院做了各种检查，西医诊断说是"功血"，让吃激素。尽管隋女士觉得吃激素不好，但是没办法，为了治病，女儿吃了3个月药，出血止住了，月经也规律了，但没想到药一停又回到老样子，甚至更不规律了，这可愁坏了隋女士，拉着女儿来看中医。

　　张某，18岁，未婚，学生。

　　初诊：2013年7月22日。

　　主诉：主因月经淋沥不净月余就诊。

　　现病史：患者12岁月经初潮，后月经规律，1年前因上高中学习紧张出现月经周期紊乱，15～40天一行，月经或量少淋沥不净，或量多如注，伴有血块，痛经不著。时而腹部隐痛，口渴，易疲倦乏力，五心烦热，食欲一般，大便正常。

月经情况：LMP：6月24日。开始量多，色鲜红，后量逐渐减少，至今未净。

实验室检查：

性激素（M2）检查：FSH 3.48mIU/mL，LH 4.75mIU/mL，E_2 48.2pg/mL，T 0.42ng/mL，P 0.32ng/mL。

血红蛋白：96g/L。

B超检查：子宫前位，5.6cm×5.1cm×4.4cm，内膜0.92cm，卵巢未见异常，盆腔少许积液。

舌脉：舌质略淡，苔薄黄，脉细数无力。

中医诊断：崩漏（脾肾两虚，气血不足）。

西医诊断：无排卵性功血。

处方：北沙参20g，麦冬10g，五味子15g，生地黄15g，地骨皮15g，黄芩10g，阿胶珠10g，白茅根15g，淮山药20g，太子参30g，桑寄生10g，川续断10g，茜草炭12g，三七粉6g（冲）。7剂，水煎服，每日两次，饭后温服。

医嘱：口服达力菲（琥珀酸亚铁片）；少量运动；禁食辛辣刺激食物；记录基础体温（BBT）。

二诊（7月29日）：药后血量明显减少，仅有少量褐色分泌物，食欲较前改善，疲倦乏力有所减轻，时感五心烦热，二便调，睡眠佳。

舌脉：舌质略淡，苔薄黄，脉细数无力。

处方：桑寄生12g，川续断12g，菟丝子20g，女贞子15g，当归15g，赤芍10g，白芍10g，生地黄15g，砂仁5g（后下），益母草10g，生黄芪15g，炒白术10g，茯苓12g，陈皮10g，炙甘草6g，三七粉3g（冲）。7剂，水煎服，每日两次，饭后温服。

三诊（8月5日）：上方服5剂后出血停止，诸症较前明显改善。复查血红蛋白：109g/L。后给予调经方，月经于9月6日来潮，之后调理周期如前法，连续3个月经周期均正常，BBT双相。

医案解读

青春期少女为什么容易发生崩漏

本案为青春期少女由于正值初高中阶段，肾气未充，肾精未实。也就是说，形成月经的物质基础还未完全充实，功能还未完备。从身体状况来看阳气偏盛，紧张的学习使得阴血耗损，加之再有情志不遂、环境变迁、饮食劳倦、经期内参加体育活动等外界环境的刺激，久而久之，容易转为肝郁而化火，病因主要为火。再加天癸初至，肾气稚弱，肾阴不足，郁火耗精伤阴，引发相火，下扰血海，冲任失固，使得热迫血溢而出现崩漏出血，量多入注；因脾肾气虚，固摄失约，故经血淋沥不净，瘀血内阻，则腹部时痛，气虚则疲倦乏力，阴血内耗，虚热内生则口渴，手足心发热。

女孩的崩漏怎么治

治疗以肾为主，选用桑寄生、川续断、菟丝子、女贞子等补肾填精；选用当归、芍药、熟地黄等以柔肝养血。血止后，治宜充养肾精，滋阴补肾，使精血俱旺。肾中阴平阳秘，有助于调节月经周期的成熟，选用桑寄生、川续断、阿胶珠、生地黄，但因其余热未清，还要滋阴清热以防虚热耗血动血，选用北沙参、麦冬、地骨皮、黄芩、白茅根等药。正如《妇科心镜》指出的："妇人崩漏最为大病，年少之人，火炽血热……俱致斯疾。大都凉血固涩，升气益荣而可愈也。"按照月经周期进行调治，是巩固崩漏治疗的重要阶段，而以补脾固肾为主，月经不同时期选用或补肾，或扶脾，或疏肝，调整月经周期，或促排卵，最终建立正常的月经周期。

西医治疗方法

西医学认为，该类疾病是下丘脑－垂体调节月经周期的中枢尚未发育成熟。基础体温单相，属于无排卵性功血，传统的治疗方法是应用雌激素或雌孕激素合剂，因用药剂量大，副反应较重，许多患者不易耐受，有些患者在治疗过程中还可能发生突破性出血；而且服药方法也比较繁琐，很容易遗忘，故患者的依从性较差。传统中药在治疗这类疾病中发挥了重要的功效。

二、育龄期崩漏

医案一：人工流产的后遗症

杨女士是一个知识女性，两年前因为意外怀孕做了1次人流。人流后阴道一直出血，20多天才干净（还是喝了一些汤药）。之后月经倒是比较规律，但是经期比之前长了，大概要10多天。因为工作忙，杨女士开始没有引起太多的重视，但后来每次月经都要十几天才完，这下杨女士开始重视起来，赶紧到医院检查，各项检查做完，诊断为子宫内膜息肉。实施宫腔镜手术进行了息肉摘除。杨女士觉得这下可以安心了，没想到好景不长，两个月之后原来的症状又出现了……

杨女士，43岁，公司职员。

初诊：2013年12月8日。

主诉：宫腔镜术后半年，阴道不规则出血29天就诊。

现病史：半年前因阴道不规则出血到西医院就诊，经检查，诊断为子宫内膜息肉，行宫腔镜息肉摘除术。病理诊断为单纯性增生（子宫内膜息肉），术后月经规律两个月，但经期延长（10～12天），后月经仍不规律。伴腰膝酸软，口干口渴，食纳一般，二便尚调，睡眠可。G2P0，人流两次，末次人流两年前。

月经情况：LMP：2013年11月3日至今，PMP：2013年10月8日。现阴道出血30余天，色淡暗，量较少（护垫即可），时有少许血块。

舌脉：舌胖质红，苔薄黄，脉细滑。

中医诊断：漏下。

辨证：肝肾阴虚。

处方：女贞子15g，旱莲草10g，生地黄15g，地骨皮10g，丹皮10g，白芍12g，三七粉3g，茜草炭10g，苦丁茶2g，寒水石10g（先煎），生甘草5g，白茅根10g，金银花12g，马齿苋10g，益母草15g，生黄芪15g。14剂，水煎服，每日两次，饭后温服。

二诊（12月22日）：服上方后，第一周阴道出血明显减少，第二周中期血止。周身症状明显改善，无腹痛及腰酸，食纳可，二便调，睡眠佳。

舌脉：舌淡红略胖，苔薄白，脉细滑。

处方：太子参15g，黄芪15g，白术15g，女贞子12g，旱莲草20g，生地黄20g，地骨皮10g，桑寄生15g，炒杜仲12g，侧柏炭10g，莲须6g，马齿苋10g，金银花12g，阿胶珠12g。14剂，水煎服，每日两次，饭后温服。

服上方两周后，诸症改善，2014年1月6日月经来潮，经期9天，量、色正常。后继续调整两个月经周期，诸症明显改善，随访半年，未再发生阴道不规则出血。

医案解读

子宫内膜息肉为什么会引起漏下

子宫内膜息肉是妇科的常见病，主要原因虽然不是非常清楚，但是包括内分泌的紊乱和炎性刺激，就像杨女士由于人工流产术后的炎性刺激发生，刺激子宫内膜，使得局部过度增生所致，表现为凸出于子宫腔内的单个或多个光滑肿物，蒂长短不一。子宫内膜息肉可引起不规则阴道流血，甚至不孕。从育龄期到绝经后的女性，都是子宫内膜息肉的高发人群。由于息肉表面覆盖子宫内膜，使得子宫内膜面积相对增加，以及局部内膜的过度增生，出现子宫的不规则出血，宫腔镜下息肉摘除术是子宫内膜息肉首选的治疗方法。

杨女士的息肉已经摘除为什么还会出血

由于子宫内膜息肉与内分泌及炎症有关，即便是手术后也容易复发，杨女士术后不久就再次出现阴道的不规则出血，说明宫腔环境发生炎性改变。中医学认为，出血时间较长，气血不足，术后为金刃所伤，又不加调养，虚瘀互结，虚实夹杂，因而再次出血。由于治疗及时，将息肉复发截断在刚有苗头或比较小的时候，通过中医辨证最终取得了良好的疗效。

中医辨证及治疗思路是什么

该患者漏下日久，中医学认为，"久病多虚"。患者年龄43岁，激素水平有不同程度的紊乱，虽然行宫腔镜手术，但未能治愈。症见出血色淡暗，伴腰膝酸软，主要为肾虚；因出血日久而伤阴，肝藏血，阴血不足，体内容易出现虚热之证，故见口干口渴，舌质红，苔薄黄，因此辨证为肝肾阴虚。治疗选用二至丸和两地汤加减，二至丸具有补益肝肾、滋阴止血功效。其中旱莲草补肾，凉血止血，用于经期过长，可用到60g；两地汤滋阴清热针对肾水不足，虚热内炽。除此之外，又加入三七粉、茜草炭、白茅根凉血化瘀止血；加入金银花、马齿苋清热解毒，散瘀消肿；加入苦丁茶、寒水石寒凉之品以清除郁热，其中寒水石味辛而咸，性寒，能够清热降火，利窍消肿，针对宫腔环境，改善并抑制子宫内膜炎症的发生，治疗后收效明显。

该病治疗期间需要注意哪些问题

由于该病虚实夹杂，早期应以祛邪为主，凉血活血并止血，兼以扶正；血止后应以调整月经周期为主，根据月经的不同时期给予相应的方药调整，调整时尚不忘祛瘀散结，改善宫腔环境，防治息肉复发。对于患者而言，一定嘱咐患者禁食辛辣刺激及耗血动血之品，同时调神，做到"起居有常，不妄作劳"。患者的有效配合也是治疗得以快速取效的保证。

医案二：肥胖其实也是病

小陈是一个聪明开朗的女孩，博士毕业后在一家世界五百强的知名公司做主管，很受领导赏识。随着时间的推移，小陈到了谈婚论嫁的年龄，家人和朋友总是催促，但是肥胖成了小陈的心病，曾经的男友就是因为这个缘故与她分手，这也成了小陈不敢谈恋爱的原因。为了减肥，她曾经使用多种方法，但是都不很奏效。肥胖没有减下去，后来又添了个新毛病，月经总是不干净，有时候肚子还疼。到医院做了各种检查，医生说是多囊卵巢综合征。这可吓坏了小陈，赶紧配合医生治疗。

小陈，28岁，职员。

初诊：2012年2月18日。

主诉：初潮后一直月经不调10余年，时有出血淋沥不断近1年就诊。

现病史：初潮12岁，初潮后月经一直不规律，周期40天至9个月，体形肥胖，曾经西医院B超检查提示多囊卵巢综合征（其母亲即为该病），后经过口服激素类药物治疗数月，治疗期间尚可正常月经，停药后则月经再次不规律。一年前无明显诱因出现阴道不规则出血且淋沥不净，一般出血时间20～70天，口服止血药后才能血止。伴腰酸腰痛，食欲不振，大便黏腻，时有嗜睡。

月经情况：LMP：2012年1月2日出血至今，血不似月经，量极少，护垫即可，色暗红或深褐色。

B超提示：子宫5.3cm×4.5cm×3.4cm，内膜1.0cm，内膜不规则，右侧卵巢4.9cm×3.8cm，左侧卵巢3.7cm×4.2cm，两侧卵巢内均可见10个以上卵泡，无优势卵泡。

实验室检查：

性激素检查：FSH 4.53mIU/mL，LH 9.54mIU/mL，E_2 47pg/mL，P 0.47ng/mL，T 10.04ng/mL，PRL 17.81ng/mL。血红蛋白112g/L。

中医诊断：漏下（脾肾两虚）。

处方：太子参20g，炒白术12g，茯苓20g，猪苓12g，冬瓜皮15g，大腹皮15g，川续断12g，桑寄生15g，益母草15g，侧柏炭12g，茜草炭12g，三七粉3g，荷叶10g，砂仁5g。14剂，水煎服，每日两次，饭后温服。

医嘱：调畅情志，调节饮食，禁服辛辣、油腻、寒凉及刺激性食物；血止后加强运动，减轻体重。

二诊（3月1日）：药后阴道出血减少，1周后血停，无腹痛，时有腰酸，精神状态明显改善，食欲较前明显增加，二便调，睡眠佳。

处方：桑寄生15g，川续断12g，太子参20g，炒白术12g，茯苓20g，猪苓15g，大腹皮15g，冬瓜皮15g，鸡血藤30g，丝瓜络15g，荷叶10g，红景天20g，阿胶珠12g。14剂，水煎服，每日两次，饭后温服。并嘱血止后加强锻炼，节制饮食，减轻体重。

二诊后月经渐规律，基础体温时有双相，月经周期40～50天，经期7～8天，量、色均正常，体重减轻16kg，治疗效果满意。

医案解读

多囊卵巢为什么会引起漏下

多囊卵巢是生育年龄妇女常见的一种复杂的内分泌及代谢异常所致的疾病，以排卵功能紊乱或丧失而出现慢性无排卵，以及体内雄激素产生过剩的高雄激素血症为主要特征，主要临床表现为月经周期不规律、闭经、不孕、多毛或痤疮，是最常见的女性内分泌疾病。正常情况下，卵巢应该每个月都有成熟的卵子排出，如果与精子结合就会受孕，如果不结合就会正常月经来潮，卵泡的成熟受到体内激素的调节。如果激素水平失常，影响了卵泡的正常发育，就像苹果还没有等到成熟土壤就已经干旱，树上就是干瘪没有光泽和活力的小果实，不能正常成熟则没有正常的排卵，不排卵内膜就只处于增生期变化，而不能顺利到分泌期。即使出血，也是一种不正常的剥脱，并非月经，就会像小陈一样出现漏下。《素问·五脏别论》就有女子胞"皆藏与阴而象于地，故藏而不泻，而胞宫应藏但反泻者，此崩漏之所由作也"。因此中医学认为，本病的发生主要是冲任损伤、不能统摄经血所致。冲为血海，任主胞胎，对于女性而言，冲任外循经络，内荣脏腑。如果阴阳平和，经血可以按时而至。就脏腑而言，因为肝不藏血，或脾不统血，或肾失封藏；就气血而言，有因为气虚，血失统摄而下漏；也有因为血热妄行，瘀血阻滞，血失故道而出血的。无论怎样，最终都是冲任受损，而致"非时""暴下""淋沥"等症。

小陈不想吃饭为什么还那么胖

由于该病是一种代谢性疾病，故很多患者会表现出肥胖。这种肥胖不是真胖，身体也不是很壮盛，而是一种虚胖。这与体内雄激素过多、未结合睾酮比例增加及雌激素的长期刺激引起代谢紊乱有关，因此可以说肥胖的多囊卵巢综合征患者的代谢紊乱会更为严重。中医学认为，这种肥胖主要是由于水液代谢异常，聚湿成痰成饮，痰饮阻于中焦则不思饮食，痰湿脂膜积聚体内或湿邪溢于肌肤则肥胖。正如《丹溪心法》所言："若是肥盛妇人，禀受甚厚，恣于酒食，经水不调，不能成胎。谓之躯脂满溢，闭塞子宫……"因此，湿阻胞宫就会月经不调。我们常常看到这样的患者总有"我怎么喝口凉水都长肉"的困惑。因此，对于多囊卵巢综合征的治疗，减肥就变得首当其冲，但是一定要在医生指导下科学减肥，以运动减肥为主，限制肥甘厚味及滋腻食品的摄入。

小陈的病如何治疗

该患者虽然处于育龄期，但是尚未结婚，目前无生育计划，因此以调经为主。追问饮食习惯，小陈说她自幼喜食肥甘厚味，后背及面部时有痤疮，舌质淡暗、苔黄腻、脉细滑等均为脾虚湿浊内蕴之象。首诊时从中焦脾胃入手，祛痰健脾燥湿，重用败酱草、冬瓜皮以利湿排浊，配合茯苓、白术健脾助运；又因患者出血日久，血中有块，舌淡暗，考虑内有瘀血，故加入蒲黄炭、三七粉收敛止血，配合川牛膝、益母草通经活血以期止血而不留瘀。患者服用首诊方药 7 剂后显效血止。二诊之后的治疗以调节月经周期、促进排卵功能恢复为主，治以补肾清热，健脾化浊。此后间断服药近 3 个月，期间未再出现不规则出血，月经来潮 2 次，经期 1 周左右，经量及色基本正常，期间一直监测基础体温，基础体温有 1 个月呈现双相，体重减轻 7kg 左右，白带减少，面部及背部痤疮明显改善。本案通过从肝、肾着手以补肾、疏肝为要，最终恢复正常的封藏、疏泄功能，达到治本之目的。

小陈的病不及时治疗会有什么后果

小陈因为长时间阴道不规则出血，不积极治疗而发生逆行感染，出现盆腔炎性疾病。

该病属于无排卵性功血，不积极治疗还会影响怀孕。即使怀孕也会增加妊娠糖尿病和高血压的风险。

这是一种代谢性疾病，长期雌激素过多会增加子宫内膜癌的风险，糖尿病、高脂血症、心脑血管疾病和中风的发病率也会比正常女性增加数倍。

三、围绝经期崩漏

医案：等待绝经怎么就那么难

汪女士是一位商界女强人，经营一家童装店，生意做得红红火火，虽然已经五十有二，仍然起早贪黑辛勤工作。因为一直患有子宫腺肌症，西医建议她手术治疗，但是因为年龄逐渐进入围绝经期，汪女士总是想拖一拖，等到绝经之后就没事了。可是不知为什么月经总是不完，最近两三个月月经开始紊乱，有时候 50 多天才来 1 次。汪女士心想这回是不是就要绝经了呢？可是这段时间因为劳累突然出现大量阴道出血，甚至发生了一过性的晕厥。她被家人赶紧送到医院，西医诊断为功血症，经过清宫、输液、补血，汪女士终于缓了过来，但之后的一年来又出现上述问题，汪女士不想反复清宫，决定来看中医。

汪女士，52 岁，个体。

初诊：2013 年 12 月 18 日。

主诉：月经紊乱伴不规则阴道大量出血数月就诊。

现病史：子宫腺肌瘤十余年，既往月经尚规律，近 1 年来月经逐渐紊乱，周期 38～60 天，或有正常来潮，或出现突然大量出血，时而痛经，血块较多，伴腰酸腰痛，疲倦乏力，怕热。经前期有双乳胀痛、小腹胀满症状。曾经到西医院就诊，做诊断性刮宫术。术后病理检查提示单纯性子宫内膜增生。术后月经量有所改善，但之后又出现时有大量出血的现象，西医建议行子宫全切术，因考虑即将绝经，不愿手术，故来就诊。既往有高脂血症，高血压病史，一直服用降压及降脂药物。食纳可，大便时不成形，睡眠佳。

月经情况：LMP：2013年12月8日，PMP：2013年10月20日，本次周期48天，经期9天，其中前3天血量极大，伴有大量血块，最大的3cm×3cm，痛经不著，周身乏力，腰膝酸软，后出血逐渐减少，昨日经血干净。

舌脉：舌质淡红，苔薄白，脉沉细无力。

B超（M10）提示：子宫8.7cm×9.9cm×7.7cm，内膜0.9cm，前壁腺肌瘤2.4cm，后壁3.2cm；血红蛋白（Hb）90g/L。

中医诊断：崩漏。

辨证：脾肾两虚，气虚血瘀。

处方：生牡蛎30g，夏枯草15g，浙贝母10g，莪术6g，香附10g，郁金10g，太子参30g，茯苓12g，炒白术10g，桑寄生15g，川续断12g。14剂，水煎服，每日两次，饭后温服。

医嘱：调畅情志；饮食禁食蜂蜜、豆类及高雌激素食品；适量运动，可散步；山楂、荷叶煮水，代茶饮；复查血色素，检查CA125；下次月经第2～4天激素检查。

二诊（2014年1月8日）：服前方后疲倦乏力较前改善，腰酸腰痛减轻，但不耐疲劳，大便成形，现值经前期，但无经前期症状，白带量中、色白，食纳可，二便调，睡眠佳。

舌脉：舌质淡红，苔薄白，脉沉较前有力。

实验室检查：

CA125：118.5u/mL，符合腺肌瘤诊断。血红蛋白（Hb）103g/L。

B超（M20）提示：子宫8.6cm×9.8cm×7.8cm，内膜0.9cm，

前壁腺肌瘤 2.2cm，后壁 3.2cm。

处方：生牡蛎 30g，夏枯草 15g，香附 10g，郁金 10g，太子参 30g，茯苓 12g，炒白术 10g，桑寄生 15g，川续断 12g，炒蒲黄 10g，侧柏炭 10g，三七粉 6g。7 剂，水煎服，每日两次，饭后温服。医嘱同前，并嘱服用速力菲（琥珀酸硫酸亚铁）。

三诊（1 月 22 日）：服前方后月经于 1 月 16 日来潮，经期 5 天，经量中等，血块明显减少，痛经不著，腰酸腰痛减轻，疲倦乏力明显改善。

实验室检查：性激素检查：FSH 11.87mIU/mL，LH 4.6mIU/mL，E_2 23.59 pg/mL，P 0.47ng/mL，T 10.04ng/mL，PRL 17.81ng/mL。

月经后 Hb 108g/L。

处方：生牡蛎 30g，夏枯草 15g，赤芍药 10g，白芍药 10g，香附 10g，郁金 10g，太子参 30g，茯苓 12g，炒白术 10g，桑寄生 15g，川续断 12g，炒蒲黄 10g，三七粉 6g（冲），寒水石 10g。14 剂，水煎服，每日两次，饭后温服。

根据月经周期进行调治后，未再出现血崩症状，月经周期 38～46 天，逐渐后延，治疗近半年后复查子宫腺肌瘤有所减小，内膜未再增厚，逐渐有闭经趋势。

医案解读

汪女士的病治疗思路是什么

《黄帝内经》提出女子七七之年，"任脉虚，太冲脉衰少"，西医学也认为，围绝经期为崩漏发病率最高的时期。在此年龄阶段，肾气渐衰，肾、肝、脾功能失调，阴阳失衡，故为崩漏好发年龄段。本例患者已是"七七之年"，冲任虚衰，天癸渐竭，如果体内阴阳不能在新的条件下达到新的平衡，就会因阴精不足，阳失潜藏，相火妄动，致肝木失滋，疏泄失常，进而阴阳失调；本身脾肾不足，再加上有子宫腺肌症，阴血亏损，水不涵木，肝阳上亢，阴虚内热，出现热迫冲任，经血非时而下，而使得月经迟迟不闭，进而出现崩漏。由于脾虚，气血生化乏源，再加上脾气虚而不统血，血不循经，离经之血瘀滞冲任，新血不得归经，故出血量大，有较多血块，气虚血瘀之证形成。治疗时，对于围绝经期女性当"贵在补脾胃以资血之源，养肾气以安血之室"。另外还要化瘀软坚散结，在经后期给予生牡蛎、夏枯草、浙贝母、莪术等药；并加入健脾补肾疏肝之品，如桑寄生、川续断、太子参、炒白术、茯苓等，侧重在脾，兼以调养肾气，以后天养先天，先后天并治为法。经前期要防止血崩的再次出现，给予化瘀止血为主，如炒蒲黄、侧柏炭、三七粉等，加入益气健脾补肾之品。患者因数月出血，导致轻度贫血，治疗时要根据其血色素及时选用铁剂。贫血的有效改善才能进一步改善出血。治疗的同时要观察其激素及子宫内膜的情况，激素水平可以反映患者的卵巢功能，子宫内膜的厚度可以指导用药，最终达到抑制子宫内膜的过度增生、促进其尽早绝经的目的。因此，在症状明显改善后药物要进一步调整，除补肾之外，促进月经早绝，选择寒凉之药入于胞宫，起到"寒冰之地，不生草木；重阴之渊，不长鱼龙"之效，如加入寒水石等药应致月经逐渐后期、量少而绝经，即"顺水推舟"之意。

汪女士为什么会出现月经紊乱

从西医来看，围绝经期女性卵巢储备功能下降，卵巢来源的抑制素分泌不足，导致垂体分泌的 FSH 增多，卵泡发育期缩短或不能发育成熟，卵泡分泌的雌激素达不到诱发正反馈的阈值水平，剩余卵泡对垂体促性腺激素反应亦不敏感，反馈机制消失，不能形成 LH 峰，因此不再发生排卵，出现的出血往往为无排卵性功血，由于卵泡的剩余作用及其闭锁、雌激素波动或持续低量刺激，无孕激素对抗，子宫内膜过度增生发生不规则脱落而出血。西医治疗往往孕激素联合雌、雄激素共同止血，或选用米非司酮，但其仅适用于绝经过渡期且无生育要求的功血患者。一般是在清宫治疗的基础上再配合应用米非司酮。本例患者经西医治疗后效果并不明显，短时间内又有所复发，这种情况中药治疗，甚至中西医结合治疗是关键。

汪女士的子宫腺肌瘤又是怎么回事

子宫腺肌症病因至今不明。目前认为主要因为子宫内膜的基底层细胞增生侵袭到子宫肌层，并伴以周围的肌层细胞代偿性肥大增生而形成。由于子宫体积增大，子宫腔内膜面积增加，以及子宫肌壁间病灶影响子宫肌纤维收缩，导致经期延长、月经量增多，严重者可导致贫血；子宫腺肌病患者血清 CA125 水平升高，这对监测疗效上有一定价值。这位患者因为有十几年子宫腺肌瘤的病史，此时又值围绝经期，通过检查而知激素水平出现了不同程度的紊乱，表现出大量出血的现象。因此，在治疗时要注意考虑抑制腺肌瘤及子宫内膜的过度增生。

汪女士除治疗外还要注意什么

治疗的同时，合理的生活饮食调养也是重要的，主要包括精神饮食等的调养。

精神调摄:《素问·上古天真论》认为："内无思想之患，

以恬愉为务，以自得为功……亦可以百数。"在药物治疗的同时，要嘱咐患者调畅情志。情志舒畅，气机调达，气血才能调和，有助于疾病的康复。我们知道，人的精神状态决定着身体的健康状态。同样的环境、同样的刺激因素或致病因素，对不同精神状态下的人体，产生的结果是不尽相同的。乐观向上的人不容易得病，即使患病也容易康复。

饮食调节：这对汪女士也是至关重要的。由于有轻度贫血，患者可能会服用各种补品。殊不知，有些食物对于这类患者是不适宜的，比如含雌激素较高的食物，例如阿胶、蜂王浆、黄豆、大豆异黄酮、鸽子蛋等，高雌激素会引起子宫内膜的增生，对治疗产生不良影响。

避免劳累：要告知患者在出血期应尽量卧床休息，避免过度疲劳、不良情绪和剧烈运动。

调养篇

一、穴位辅助调理

针对崩漏，在系统治疗的同时，可以配合穴位按压及艾灸进行辅助调理。

1. 崩中时，出血量大，选取百会穴、中极穴、足三里穴；艾条点燃后在上述穴位温和灸 20 分钟。

2. 漏下时，出血淋沥不尽，选取血海穴、三阴交穴；艾条点燃后在上述穴位温和灸，每次 15 ～ 20 分钟，以周围皮肤皮色转红并感觉烘热为度，每天灸 3 次。

二、食疗养生助治疗

崩漏发生后在治疗的同时如何养护也是至关重要的问题，养护好，可以使治疗如虎添翼；养护不好，还会耽误治疗。那么如何调摄呢？不同阶段的女性有所不同。

（一）青春期崩漏

青春期女孩往往正在上学，学习也比较紧张，出现崩漏后不要参加重体力劳动和剧烈运动，睡眠要充足，精神要愉快，不要在思想上有不必要的压力。

芝麻粥

原料：生苎麻根 30g，炒陈皮 10g，粳米、大麦仁各 50g，细盐少许。

用法：先煎苎麻根、陈皮，去渣取汁，后入粳米及大麦仁煮粥，临熟放入盐少许。分两次服，每日空腹趁热食。

功效：凉血，止血，安胎。适用于青春期血热崩漏、妊娠胎动下血及尿血、便血等症。

（二）生育期崩漏

生育期注意调情志，强脾胃，固冲任。

1. 红米生地黄粥

原料：生地黄 50g，红米 100g，冰糖适量。

用法：取生地黄，洗净后煎取药汁，与红米加水共煮，煮沸后加入冰糖，煮成稀粥。每日早、晚空腹温热食。

功效：清热生津，凉血止血。适用于育龄期血热崩漏，鼻衄及消化道出血，还可用于热病后期阴液耗伤，低热不退，劳热骨蒸，或高热心烦，口干作渴。

注意事项：此粥不宜长期食用。服用期间，忌吃葱白、韭白、薤白及萝卜。

2. 阿胶粥

原料：阿胶 30g，糯米 100g，红糖适量。

用法：先将糯米煮粥，待粥将熟时，放入捣碎的阿胶，边煮边搅匀，稍煮 1～2 沸，加入红糖即可。每日分两次服，3～5 日为 1 个疗程。

功效：滋阴补虚，养血止血，安胎。适用于育龄期功能失调性子宫出血及血虚、咯血、衄血、大便出血等。

注意事项：连续服用可有胸满气闷的感觉，故宜间断服用。脾胃虚弱者不宜多食。

（三）围绝经期崩漏

注意身体保健，增加营养，多吃含蛋白质丰富的食物，以及蔬菜和水果。同时在生活上劳逸结合，不参加重体力劳动和剧烈运动，睡眠要充足，精神愉快，不要在思想上产生不必要的压力。这对功血、崩漏的防治很有效。

1. 雄乌鸡粥

原料：雄乌鸡1只，糯米100g，葱白3条，花椒、食盐适量。

用法：将鸡毛去净，除内脏，洗净切块煮烂，再入糯米及葱、椒、食盐煮粥。每日两次，空腹食。

功效：益气养血，止崩安胎。适用于围绝经期脾虚血亏而致的暴崩下血或淋沥不净，血色淡质薄，面色㿠白或浮肿，身体倦怠，四肢不温，气短懒言等。

2. 山茱萸粥

原料：山茱萸60g，山药30g，粳米100g，白糖适量。

用法：将山茱萸、山药煎汁去渣，加入粳米、白糖煮成稀粥。每日分两次，早、晚温热食。

功效：补肾敛精，调理冲任。适用于围绝经期肾虚型崩漏。因热致病者忌服。

心得篇

本病标本错综复杂，虽然包含崩中和漏下两类，但有时两者又不能截然分开，真正到中医妇科就诊的患者中又以漏下和西医治疗效果不佳的崩漏为主。临床上患者大出血时，往往先选择西医急诊，采用补血、输液、抗炎、止血等方法治疗，血止后再来看中医。因此在临床实践中，我认为治疗崩漏有"三要"：首先要分清不同年龄阶段的患者，然后要准确合理的辨证，再次要结合西医的实验室检查和超声诊断。其中辨证准确尤为重要，应全面审视患者出血的量、色、质及出血时间，同时兼顾全身证候，须辨明病情之急缓，并且分出寒、热、虚、实证型之不同，真正做到"有者责之，无者责之，盛者责之，虚者责之"。

临床上相对而言，青春期初病患者，如上述青春期医案，因其正气未虚，也未经过西医的大量激素治疗干预，较少器质性疾病，较为易治；而围绝经期久病者，如围绝经期医案，或出血过多，或合并器质性疾病，或反复发作，导致"久病多虚"，正气渐虚，体质较弱，故收效较难。正如张介宾所言："暴崩者，其来骤，其治亦易。久崩者，其患深，其治亦难。"

对于临床治疗，我认为，塞流、澄源、复旧是治疗崩漏的三大方法，但是如何应用好这三大法，还要以不同的年龄阶段为依据。塞流即止血，是出血期当务之急的治疗，血崩患者往往中医门诊少见，治疗中本着"有形之血不能速生，无形之气所当急固"的原则；对于血漏势缓但病情缠绵者，青春期女性不宜过多固摄，正如傅青主所言"须于补阴之中行止崩之法"，宜补肾养血行气；围绝经期女性应该健脾补气，化瘀止血，倘若固摄太过可能会使病情复杂、迁延不愈。澄源即求因治本，当"谨守病机，各司其属"，针对病因辨证施治，按照不同年龄阶段的生理特点，"宜审脏气，宜审阴阳"。复旧即复调理善后，固本调经。在病情稳定之时，按照不同年龄的生理特点，青春期要使天癸正常建立，按期而治，建立正常的月经周期是目的，围绝经期就要促进天癸尽早竭绝，调整阴阳，使其尽快建立正常的阴阳平衡。

　　除了正确治疗，未病先防也至关重要。尤其对于围绝经期的女性，早期服用中药调理阴阳气血，使天癸闭止有序，减少因为激素紊乱所引起的各种全身不适症状，也可预防崩漏的发生。正如张景岳所说："妇人于四旬外经期将断之年，多有渐见阻隔，经期不至者。当此之际，最宜防察。若果气血平和，素无他疾，此固渐止而然，无足虑也。若素多忧郁不调之患，而见此过期阻隔，便有崩决之兆。若隔之浅者，其崩尚轻；隔之久者，其崩必甚，此因隔而崩者也。当预服四物、八珍之类以调之。否则恐其郁久而决，则为患滋大也。"

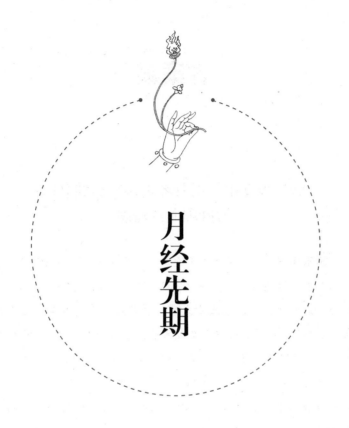

月经先期

月经先期是指月经周期提前7天以上，甚至十余日一行，连续两个周期以上者称为"月经先期"，又称"经行先期""月经超前""经早"。

古案篇

妙龄少女生气引月经失调，钱塘名医清肝理血遂痊愈

魏玉璜曰：徐德滋女，年近二十，素有胁痛肝病，常时月事先期而至，近忽逾数日。脉之，两关躁疾，两寸上溢。察其面，有如疹者数十点，其色或青或紫。询其身亦有，至舌上亦有数点。绝类阳气热症，然并无头痛寒热，且能进饭二瓯。良由肝火内炽，上乘肺胃而然。与生地、枸杞子、麦冬、丹皮、山栀、当归、白芍、甘草、元参，令服一剂。次日晡后始至，见其僵卧，上半俯著床沿，呕血盆许。询之，则自巳时血出如涌，既而心下若有一块上攻，故必僵伏，以床沿抵住稍可，否则上顶闷绝。脉之，若有若无。意其经水过期，乘肝火上逆而出，即俗之倒经是也。然其急暴如此，兼之地气上攻，其症危矣。非大剂纯阴，何以挽回？与熟地黄二两，杞子一两，令连进二服，服下即能仰卧，血止脉回。次日忽咳嗽无痰，此肺金燥而肝火未平也。前方减半，加麦冬、沙参、蒌仁、生地黄，八剂而愈。愈后面上之疹乃消，舌上之疹退下如痘靥云。又顾卜周内人失血，

奄奄垂毙，亦以前药数剂而愈（雄按：水、火、风，皆地气也。姜、附、白通，治地中水气上逆，以阳刚之品，扫除浊阴也。此症风动火升，故以纯阴之品镇息为治也）。(《续名医类案》)

白话解读

这里讲钱塘名医魏玉璜［名之琇，号柳州，清乾隆间浙江钱塘（杭州）名医，一是在治疗用药上崇尚养阴，一是在辨证识病上注重肝木］的一则医案：这位徐德滋先生的女儿不到20岁，平时总是两胁肋部胀痛，月经总是提前好多天，魏医生为其诊脉发现，这个女孩两手关脉躁疾，两手寸脉较盛，超过腕横纹。看她的面色发现，面部有很多的痤疮，颜色发青或紫。女孩说她的身上也有类似的痤疮，伸出舌头一看，舌上也有青紫色的瘀点。魏医生认为女孩属于阳热气盛的证候，但女孩全身症状并没有头痛寒热，食欲也很好，进食也不少。那么是什么原因引起的呢？主要是因为肝火内炽，火性上炎，克胃而犯肺导致的。治疗给予生地黄、枸杞子、麦冬、丹皮、山栀、当归、生芍、甘草、元参，这个方子就让她吃一副。第二天下午医生来看病人，发现女孩睡卧躺在床上，上半身俯着床沿，吐了很多血。问患者发生了什么事情，原来患者当日上午十点多忽然呕血，然后感觉胃里面有一块东西往上冲，就想趴着用床沿顶着胃那个部位才会舒服一些，否则就觉得能冲到头顶而憋闷。魏医生摸了她的脉，与昨天大不一样，特别微弱，若有若无。分析后认为，女孩这次月经已经过期，肝火太盛，月经随着肝火上逆就从嘴里吐了出来，也就是通常所说的倒经。因为病情特别紧急，而且是气机突然上逆，所以证候很危险，必须用大剂量的纯阴药物才能够缓解。于是魏玉璜开方就两味药：熟地黄二两，枸杞子一两，让女孩连吃两副。服药后女孩不仅能够仰着躺了，也不吐血了，脉也恢复正常了。第二天突然又出现咳嗽无痰的情况，是因为肝火犯肺后出现肺燥咳嗽，所以没有痰。魏玉璜将前方两味药减半之后加入麦冬、沙参、瓜蒌仁、生地黄，女孩又吃了八副病情大有好转，脸上的红疹消退了，舌上的瘀斑也没有了。这之后，顾卜周的夫人因为大出血而性命垂危，魏玉璜也是用这个方子给治好的。

王士雄按：水、火、风都是由地气所化生的。这里要注意鉴别的是：像干姜、附子、白通这类药物，虽说是治疗水气上逆的药物，但都是温燥的阳刚之品，可以用来扫除上逆的浊阴。这个女孩属于肝风内动化火而升，因此不能用温燥之品，而要用纯阴之品来治疗，所以辨证很重要啊！

认识篇

一、古人如何看待月经先期

医圣张仲景是最早提出月经先期的，他在其著作《金匮要略》中论述说："带下经水不利，少腹满痛，经一月再见者，土瓜根散主之。"这里的"一月再见"指的就是月经先期。张仲景治疗月经先期用的是土瓜根散，这个方子由土瓜根、芍药、桂枝、䗪虫四味药组成。分析药物可以发现，这个方子应当是治疗瘀血内阻型的月经先期。

（一）月经先期的病因

月经先期的发生原因往往因为年龄不同而有不同的特点。

1. 青春期

青春期女孩天癸刚至，肾气未充，刚刚开始每月一次的月经来潮，阴血得下，故肾阴略显不足。如果再不注意饮食，嗜食辛辣之品而生内热，学习紧张而肝郁化火，阳热炽盛，往往会迫血妄行而致月经先期。

2. 育龄期

育龄期女性往往有经产之劳损，使冲任不固；加上家庭琐事、工作压力及房事过度，均会伤及肝肾之阴，致阴虚火旺；或由于上环或流产，湿瘀内蕴，郁而化热，迫血妄行而致月经先期。

3. 围绝经期

围绝经期女性多肾气渐衰，肾阴不足，肝肾阴虚，加之情绪困扰及饮食不节更耗阴血，故可出现阴虚阳亢之月经先期而至。

（二）月经先期的病机

月经先期的病机无外热、虚、瘀。

1. 热

实热、虚热、郁热、痰火等皆可热扰冲任，迫血妄行，导致月经先期而至。正如医家所言，"经水不及期而来者，血热也"。根据月经量的多少，实热证往往"先期而来多者"，因为"火热而水有余也"；虚热证往往"先期而来少者"，因为"火热而水不足也"。临床中因热而出现的月经先期最多见，可见于各年龄阶段的女性。

2. 虚

虚主要是因气虚不能固摄血液而出现月经先期。这个虚主要是脾和肾的气虚。脾为后天之本，脾虚而中气下陷，门户不固而妄行，故而出现月经先期；房劳多产或久病伤肾，导致肾气虚弱，肾虚则冲任不固，不能制约经血，而致月经先期。

3. 瘀

瘀主要由于瘀血阻络，血不归经而致先期。多见于经期、产后，余血未尽，感寒受凉，血为寒凝，或忧思气结，导致血行不畅，瘀血阻滞胞宫，新血不得归经而出现月经先期。

二、西医如何认识月经先期

西医学并无月经先期的病名，而是将其归于"月经失调""功能失调性子宫出血"范畴，多发生于青春期、育龄期女性。黄体功能不足是该病的主要病理机制。黄体功能不足可以导致卵泡发育不良、黄体生成不完全和黄体本身分泌的雌激素与孕激素比例失调，引起育龄期女性不孕。对于该病，目前西医学主要采用激素进行治疗。激素治疗短期疗效确切，但停药后易复发，远期疗效欠佳，长期用药还有一定的副作用。

三、中西合璧话治疗

针对月经先期的治疗，西医学认为病因是内分泌紊乱，因此，为了防止功能失调性子宫出血的发生，主要使用激素进行治疗。结果是，患者使用激素的过程中月经尚规律，停药后不久就会再次出现；中医学对月经先期是从寒热、气血、虚实进行辨证论治的。实际治疗中，中医也会通过超声和激素检查排除患者的器质性疾病，但是治疗中不仅仅关注证候，还从月经先期发生的机制出发，基于辨证与辨病相结合的原则，功能性月经先期根据患者实际症状按照阴阳辨证，脏腑辨证，寒热辨证，虚实辨证，治疗中应用古方加减，疗效颇为显著。这种治疗方法对器质性月经先期疾病也有缓解症状之效，临床中要以器质性疾病为基础进行辨证，治疗中分型，分期，结合基础体温情况及特异性西医检查结果必要时可辅以西医治疗，有利于辨证求本，最终达到调整人体阴阳，标本兼治，减少复发的目的。现代中医妇科学立足中西医结合通过辨证与辨病相结合，分型分期治疗月经先期疗效显著，值得推广应用。

治疗篇

一、青春期月经先期

医案：初潮带来的烦恼

萱萱生长在书香之家，是个好学的女孩。小学刚刚毕业萱萱就来了第一次月经。之前老师和妈妈已经给她做了功课，因此并没有恐慌。可是之后的半年，月经成了她的烦心事，因为每隔半个月就要来1次，算上经期的时间，每个月只有十几天是不用卫生巾的，上体育课更成了头疼的事情。虽然老师说月经期间体育课可以不做剧烈运动，可是每隔1周她都不能参加，不仅让人心生怀疑，她自己也十分尴尬，但却羞于解释。半年过去了，萱萱的月经仍然不规律，妈妈急坏了，带她去医院检查。

萱萱，12岁，学生。

初诊：2012年2月23日。

主诉：初潮后月经先期半年余就诊。

现病史：患者 2014 年 5 月月经初潮，初潮后月经先期半年余，周期 14～16 天，经期 5～7 天，经量中等，色鲜红，有少许血块，无痛经，伴五心烦热，口干口渴，时而盗汗。

月经情况：LMP 2012 年 2 月 12 日，PMP 2012 年 1 月 23 日，PPMP 2012 年 1 月 5 日。

舌脉：舌质红，苔少，脉细数。

实验室检查：血红蛋白 110g/L。

B 超提示：子宫双附件未见异常。

中医诊断：月经先期。

辨证：肝肾阴虚。

处方：熟地黄炭 20g，地骨皮 15g，生地黄 20g，旱莲草 12g，菟丝子 20g，巴戟天 6g，麦冬 10g，白茅根 10g，芦根 12g，海螵蛸 12g（先煎）。7 剂，水煎服，每日两次，饭后温服。

医嘱：多食藕节、西红柿、黑木耳、白木耳、梨、草莓、荸荠这些清热润燥、凉血止血之品，禁服辛辣刺激食物及羊肉。

二诊（3 月 1 日）：服药后月经尚未来潮，现 M19，五心烦热及口干口渴明显缓解，盗汗已除，白带量中，色白.

舌脉：舌质淡红，苔薄白，脉细滑略数。

处方：熟地黄 20g，地骨皮 15g，生地黄 20g，女贞子 20g，菟丝子 20g，巴戟天 6g，白茅根 10g，芦根 12g，生牡蛎 20g（先煎）。10 剂，水煎服，每日两次，饭后温服。

药后 10 天月经来潮，本次月经周期 29 天，经期 6 天，经量中等，色暗红，血块不著，周身症状明显改善。舌质淡红，苔薄白，脉弦滑有力。后按照月经不同时期进行调治两个月经周期，后停药。半年后随访，月经周期正常。

医案解读

初潮后会出现月经失调吗

女孩的第 1 次月经称为月经初潮。大多数女孩的初潮年龄为 12～14 岁。初潮后由于卵巢功能和调节机能不稳定，在月经初潮后的半年到一年时间内，月经不一定按规律每月来潮，有的隔几个月、半年甚至 1 年才第二次来潮，这不是病理现象，以后会逐月按时来潮。每次月经出血持续 5 天左右，为月经期。但是往往初潮后一段时间的出血多为无排卵性出血，如果像萱萱这样就应该引起足够重视，并及时进行治疗，否则会发展成崩漏。

中医对月经初潮的认识有哪些

《黄帝内经》曰："二七天癸至，任脉通，太冲脉盛，月事以时下，故有子。"古人认为，女子 14 岁左右初潮，是因为天癸来了。天癸是肾中所藏的精微物质，主生殖，但是古人在《周礼》中也提出，"女子十有五年而及笄"。意思是女孩子 15 岁之后才可以嫁人，进一步说明古人也认为初潮后会有一段时间的月经不规律，最好不要怀孕，待到月经规律之时，才能怀孕。

西医如何治疗

西医针对青春期的月经先期往往按照无排卵性功血进行治疗，主要应用激素调整月经周期使其正常。激素治疗一般要连续使用三个月经周期，有些女孩停药后还会复发；针对出血的情况，使用止血药物，如果伴有贫血适当使用铁剂。

萱萱的月经先期是什么原因造成的

萱萱主要是因为她的体质偏阴虚质，少女天癸将至未充之时皆属少阴肾经，萱萱初潮后月经先期而至，往往是肾阴不足，再加上少女害羞，月经先期更加让她烦心。心肝火旺，更加耗灼肾阴故出现口干口渴、五心烦热甚至盗汗等阴虚之症，火热入于阴络，使得热迫血溢，热伏冲任，冲任不固而出现月经先期。

萱萱的病辨证思路是什么

萱萱的月经先期当责之肾阴亏虚而相火有余，治疗以滋阴清热为主。方中生地黄、旱莲草、女贞子养阴清热，凉血止血；初诊出血量较多加地黄炭、海螵蛸滋肾阴，清虚热，固冲止血；菟丝子、巴戟天补肾而治本；麦冬、白茅根、芦根清热滋阴。同时嘱其多食滋阴清热之品，禁食温燥之品。药后患者月经未再先期，二诊加入生龙牡收敛固摄，白芍养血益阴，延长月经周期，全方补肾调冲，凉血止血，后月经29天来潮。效不更方，按照月经不同时期进行调理，仍以补肾养阴为主，巩固疗效，终使其建立正常的月经周期。

二、育龄期月经先期

医案一：怎么越补越难受

宋女士是电视公司的一名职员，这份工作她非常喜欢，但是工作强度较大，总需要加班。本来就身体不太好的她有时候真觉得有些支撑不住。重要的是，半年前她出现了月经先期，总是不到20天就来1次月经，而且每次月经之后都会倍感疲惫。先生劝她辞职，但是她舍不得，于是寻求中医治疗。大夫说她太虚了，可是吃了补药后她便呕吐，感觉更加难受，每次都不能坚持把7天药物吃完，这让她不知如何是好。

宋女士，36岁，公司职员。

初诊：2015年1月13日。

主诉：月经先期半年就诊。

现病史：既往月经规律，半年期无明显诱因出现月经先期，周期19～23天，经期5天，经量较前减少，色淡红，血块不著，伴腰酸腰痛，经前感冒，周身疼痛，鼻塞咽痛，白带量少。平素疲倦乏力，怕冷，食欲一般，食后腹胀，入睡困难，多梦，大便每日1次、不成形。

月经情况：LMP 2015年1月7日，PMP 2014年12月8日。现M7。

舌脉：舌质淡，苔薄白，脉弦细无力。

中医诊断：月经先期。

辨证：脾肾两虚。

处方：太子参20g，生黄芪20g，炒白术12g，防风10g，桂枝10g，生白芍10g，炒山药20g，白扁豆10g，枳实10g，生姜3片，大枣3枚。14剂，水煎服，每日两次，饭后温服。

医嘱：月经第2～4天查性激素六项。

二诊（1月20日）：服药两周后疲倦乏力减轻，食欲改善，大便基本成形，经期将至，未出现感冒症状。

舌脉：舌质偏淡，苔薄白，脉细弦。

处方：太子参20g，生黄芪20g，炒白术12g，防风10g，桂枝10g，桑寄生12g，炒山药20g，川续断10g，枳实10g，加生姜3片，大枣3枚。7剂，水煎服，每日两次，饭后温服。

服药7剂后月经来潮，本次月经周期26天，经期5天，经量仍偏少，色稍转红，经期腰酸腰痛较前减轻。

实验室检查：性激素六项结果正常。

后续治疗：月经后继续前方调理，并加入当归15g，熟地黄20g，砂仁5g。经过3个月的治疗，月经周期恢复至28天，全身症状明显改善，嘱服补中益气丸善后。半年后随访，经期正常。

医案解读

宋女士为什么会出现月经先期

宋女士素体脾虚，加之工作繁忙、过度劳累而致气血不足。脾为后天之本，后天不能濡养先天，血去而不能归于肾，精血同源，血虚日久，肾精亦虚，而致肾精不充，腰酸腰痛。气虚不能固表而容易感冒；气虚运化不利，中阳不振而纳少神疲；气血两虚，心神失养而入睡困难；气虚统摄无权，冲任不固，而致月事超前且色淡，质稀。主要起于脾虚，肾精不充。舌质淡、脉缓弱均为脾气盛衰、中阳不振之候。正如《景岳全书·妇人规》所说："有无火而先期者，或补中气，或固命门，皆不宜过用寒凉。"故治当补气养血，佐以益肾固冲。

该病的辨证思路是什么

《景岳全书·妇人规·经脉类》提出："若脉证无火，而经早不及期者，乃心脾血虚，不能固摄而然。"患者之前重用补药，然虚不胜补而出现拒药现象，本次从调和中焦脾胃入手进行治疗，先调脾胃升降之枢，使脾气得升，胃气得降，选用温和之品。方中太子参、黄芪益气固摄；扁豆、白术、山药健脾除湿，助运化；桂枝、白芍调和营卫；之后加入桑寄生、川续断补肾益精，调冲任；加入生姜、大枣调和药性，温中补虚进而防止拒药，终致全身症状改善，脾胃之气得复。全方补气养血，补而不腻两为周全。因患者中气不足，过用滋阴之品必

· 115 ·

然会导致阴柔滋腻，滞气碍血，患者出现拒药，故在调理脾胃之后再予补肾之品而收效。本案通过调理脾胃，补脾益气，补气摄血，使血有统驭，而经水必守信而行。

医案二：家里不顺怎么月经也不顺

夏女士本来有个幸福的家庭，她在外企工作，丈夫是公务员。两年前丈夫辞职经商，没想到商海无情，屡战屡败，家里的积蓄全赔进去了不说，还贷了款，欠了一大笔债。丈夫一蹶不振，还得了心脏病，李女士也因为过度忧郁而影响了月经周期。最近1年每两个月月经就要来3次，而且经期还很长。

夏女士，38岁，公司职员。

初诊：2013年4月4日。

主诉：月经先期，伴经期延长近半年就诊。

现病史：既往月经规律，半年前因情绪不好出现月经先期，周期22～24天，经期7～9天，经量偏少，经前3～4天有少量褐色分泌物，经色暗红，有较多血块，经前期下腹部坠胀不适，情绪较差，乳房胀痛，乳头痛，白带正常。平素疲倦乏力，腰酸腰痛，食欲可，食后腹胀，大便时干时稀，睡眠多梦，易醒。G1P1。

实验室检查：

性激素检查（M2）：FSH 8.82mIU/mL，LH 3.62mIU/mL，E_2 268pg/mL，P 0.88ng/mL，T 0.47ng/mL。

月经情况：LMP 4月3日，PMP 3月11日，PPMP 2月19日。现M2。

舌脉：舌质暗红，苔薄白，脉弦细。

辨证：肝郁肾虚。

处方：桑寄生 15g，川续断 12g，女贞子 20g，枸杞子 10g，覆盆子 12g，香附 10g，郁金 10g，当归 15g，鸡血藤 20g，百合 10g，首乌藤 30g，远志 12g。14 剂，水煎服，每日两次，饭后温服。

医嘱：记录基础体温（BBT）；保持精神愉快，避免精神刺激和情绪波动；注意经期卫生，预防感染；不宜吃生冷、酸辣等刺激性食物。

二诊（2013 年 4 月 18 日）：服药两周后情绪缓解，腰酸腰痛有所减轻，睡眠改善，BBT 呈双相变化，现升高 3 天，乳房稍有胀痛。

舌脉：同前。

处方：桑寄生 15g，川续断 12g，菟丝子 20g，巴戟天 6g，香附 10g，郁金 10g，当归 15g，路路通 10g，橘核 10g，枳壳 10g，丹参 15g，桃仁 10g，红花 10g，百合 10g，首乌藤 30g，远志 12g。7 剂，水煎服，每日两次，饭后温服。

二诊后：药后 BBT 升高 7 天后缓慢下降，月经于 3 月 29 日来潮，前期出血减少，经量尚可，经期 7 天，较前有所缩短。考虑黄体功能不足，经后仍补肾疏肝，提高黄体功能，增加温补肾阳的药物。经过两个月的治疗，月经先期改善，后续巩固两个月，症状均改善。

医案解读

李女士的病是怎么回事

育龄期女性出现月经不调一般比较复杂。古人说："宁治十男子，莫治一妇人。"妇女在经、带、胎、产等方面，不仅生理上比男子要复杂得多，病情上也要复杂得多。李女士主要是因为情志失调，又喜食辛辣，导致肝郁化热，疏泄太过，影响冲任，造成肝郁肾虚，火热内扰，出现月经先期。考虑到患者伴有经期延长，不排除黄体功能异常，因此让她记录基础体温，以便对症治疗。治疗中需要注意的是，要仔细询问患者的身体状况，以便发现致病之因；采用现代检测方法和技术，以发现病理变化，将辨病、辨证与辨质相结合，从而找到疾病发生发展的规律。

黄体功能不全是什么病

黄体不足是指卵巢排卵后没有完全形成黄体，以致孕激素分泌不足，使子宫内膜未能及时转换。排卵后 4～5 天黄体开始萎缩，月经后半期也相应缩短。检查黄体功能最简便和有效的方法就是测定基础体温，从黄体期的长短、体温上升的幅度及下降的时间就可以推测黄体功能。黄体期的计算从排卵期体温下降后第 1 天上升开始计算，正常黄体期的天数为 12～16 天。如果黄体期不足 12 天，为黄体不足的表现之一。另外，若黄体期体温虽有上升，但上升的幅度不足 0.3℃或体温上升较慢、下降较早或黄体期体温波动较大都是黄体功能不足的表现，这类患者一般不易受孕或受孕后易流产。

中医认识与基础体温和激素水平的关系

观察 BBT 和检测女性内分泌激素与中医的月经周期相结合，为提高中医疗效提供了一定的客观指标，也成为中医诊治月经病的参考依据。在中西医结合的模式下，观察月经周期中阴阳消长转化及其有规律的更替：经后卵泡期至排卵期属于阴半月，即阴长至重、重阴必阳的两个阶段，对应 BBT 前一段的低温期，可检测雌激素的水平处于递增阶段，重阴必阳的转化期对应低温上升至高温的过渡阶段；排卵后阳开始长，阳长至重属于经前黄体期，对应BBT后一段的高温相，重阳必阴第2次转化开始，对应高温相下降阶段，表明月经来潮。黄体功能不足则阳不足，正像李女士，表现出BBT下降缓慢，导致月经先期的发生。

李女士的问题西医怎么治疗

西医针对黄体功能不全，治疗主要有两种方法，一种是用激素作补充治疗，即缺少什么激素就补充什么激素，另一种是用药物刺激黄体疗法。这些药物包括性激素、绒毛膜促性腺激素、克罗米芬等。此外，对于血中催乳激素太高引起的黄体功能不全则需要用降低催乳激素的药物如溴隐亭等。当然，如何应用这些药物对治疗效果所起的作用是不同的，过量或过少不仅达不到因人而异的治疗效果，而且会产生一定的副作用，因此应找有经验的医生进行治疗。

李女士的病中医辨证思路是什么

李女士由于情志不遂导致月经先期。情绪较差，肝失疏泄则乳房胀痛，乳头疼，食后腹胀，大便时干时稀；肝气郁滞，郁久化热，热扰心神则睡眠多梦；肝郁乘脾，而致脾虚则疲倦乏力；月经频繁而至，不能归精于肾，肾精不充致肾虚则腰酸腰痛，治以疏肝解郁，补肾活血。在月经后期，也就是卵泡期方用桑寄生、川续断、女贞子、枸杞子、覆盆子补肾填精，香附、郁金、百合、远志疏肝解郁，当归、鸡血藤、首乌藤养血活血。排卵后黄体期加用菟丝子、巴戟天补肾阳，改善黄体功能；路路通、橘核、枳壳行气解郁；丹参、桃红活血化瘀。治疗后患者月经情况有所改善，按照这个思路继续根据月经不同时期进行治疗，最终疏调结合，清补适度，法随证变，法随时变，从而获效。

医案三：带环之后的烦恼

夏女士5年前放置了宫内节育器，之后月经总是提前，而且量还比较多。近1年月经提前得更加严重，每次月经周期20~22天，经期5天，经量偏多，而且每次月经总伴有泌尿系感染，尿频、尿急，有时让她在工作中非常尴尬。她到医院检查也没有发现什么大问题，一有感染就吃消炎药，有时还要输液，但却不能根治。

夏女士，36岁，职员。

初诊：2014年5月9日。

主诉：因月经先期一年余伴淋证就诊。

现病史：患者5年前带环后出现月经提前，1年来月经提前超过7天，周期20~22天，经期5天，经量较多，色暗红，有血块，经前及经后伴有泌尿系感染症状，尿频、尿急、尿痛，小腹部怕冷，无全身发热，曾经到医院检查未见明显异常，抗生素治疗后改善，但发作频繁。伴有疲倦乏力，腰酸腰痛，口干口渴，心烦失眠，食纳可，大便时干时溏。

舌脉：舌质淡红、边尖红，苔薄黄，脉弦细。

月经情况：LMP 5月4日，PMP 4月14日，PPMP 3月23日，现M6。

中医诊断：月经先期。

辨证：肝肾阴虚，湿热下注。

处方：生地黄20g，地骨皮20g，麦冬12g，丹皮12g，白茅根 15g，车前子 10g，萹蓄 10g，党参 12g，炒白术 12g，茯苓 15g，首乌藤 30g，远志 12g，百合 10g，莲子心 3g。14 剂，水煎服，每日两次，饭后温服。

二诊（5 月 23 日）：药后 14 天全身症状明显改善，月经尚未来潮，无明显经前期不适，泌尿系感染症状未出现，仍睡眠较轻，现 M20。

处方：生地黄 20g，地骨皮 20g，麦冬 12g，丹皮 12g，白茅根 15g，车前子 10g，萹蓄 10g，党参 12g，炒白术 12g，茯苓 15g，路路通 10g，生蒲黄 10g，五灵脂 10g，炒枣仁 20g。7 剂，水煎服，每日两次，饭后温服。

药后 7 天月经来潮，本次周期 27 天，经期 5 天，经量较前减少，血块较前减少，经后未出现泌尿系症状，继续依前法调整月经周期，经过两个月后患者月经规律。

医案解读

夏女士为什么会出现月经先期

夏女士因带环后出现月经先期并伴有淋证，究其病史，患者素体情志不遂，心肝火旺，日久化火损伤阴血，阴虚生内热，热扰冲任，迫血妄行故见月经周期缩短，热迫血溢而致月经量多，气滞血瘀而时有血块；心火下移于小肠与带环后之湿瘀相合则阻于膀胱出现小便淋沥涩痛及尿频尿急症状；火热扰心出现心神不安而心烦失眠；因病程日久，久病多虚，而见腰酸腰痛的肾虚症状；阳郁于内，气机不畅，阳气不达于腹，故见腹中冷；大便时干时溏为肝郁脾虚之象；因此夏女士湿、热、郁、虚并见，湿为下焦湿热，虚为肾虚不足，热为肝郁化火、阴虚内热，郁为情志失调、心神失养。

夏女士的病如何辨证

治疗应先滋补肝肾，清热利湿，方用八正散合两地汤加减。方中生地黄、麦冬甘凉平补，补润肾阴之不足，同时有凉血之功效；车前子、萹蓄利水通淋；牡丹皮、白茅根两者凉血不留瘀，活血不妄行，与地骨皮共奏清血热、安胞宫之功效；远志以解心之郁，《黄帝内经》有言"愁忧恐惧则伤心"；"心藏血，血舍神"；"形弊血尽而功不立者何？岐伯曰：神不使也"，故治疗月经病应注意调神，远志安神益智，开心气而宁心安神，与清心安神之莲子心同用，以解心之郁；党参、白术、茯苓健脾补气。因患者月经先期，非时而下乃虚热扰动血室，胞宫失于封藏乃不正之血，固此血当止而不可通，有"塞因塞用"之意，在养阴清热、益气健脾基础上，以期气血充盈，月事时下。

三、围绝经期月经先期

医案：月经出现问题真的是老了吗

乔女士是一位北京的服装店老板，已经开店近20年，生意不好不坏，但随着年龄的增大，店里的工作让她时感力不从心，眼看着周边店的生意比她的红火，心里也是着急，经常会跟丈夫发脾气，家人都说她到了更年期，可是不服输的乔女士总不以为然。3年前，月经开始不正常，这两年更是日渐加重，她开始怀疑自己可能真的到了更年期。

乔女士，46 岁，已婚，已育，个体经营。

初诊：2014 年 5 月 20 日。

主诉：月经先期 2 ～ 3 年就诊。

现病史：患者月经周期 21 ～ 23 天，经期 4 ～ 5 天，月经色暗红，血块较多，大者 3cm×4cm，痛经不著，经前期症状明显，双乳胀痛，情绪较差，白带量少，伴五心烦热，心烦，咽干，耳鸣腰酸，入睡困难，夜尿 1 ～ 2 次 / 晚。

月经情况：LMP 2014 年 5 月 4 日，PMP 2014 年 4 月 11 日。

舌脉：舌暗红、较多瘀斑，苔少，脉细数。

B 超提示：子宫双附件未见异常。

实验室检查：

性激素检查（M4）：FSH 14.77mIU/mL，LH 5.48mIU/mL，E_2 35.81ng/L。

中医诊断：月经先期。

辨证：肝郁肾虚，阴虚火旺。

处方：生地黄 20g，熟地黄 20g，地骨皮 15g，赤芍 12g，白芍 12g，当归 15g，麦冬 25g，枸杞子 15g，醋柴胡 10g，川芎 6g，百合 6g，丹参 12g，益母草 10g，茜草 10g。10 剂，水煎服，每日两次，饭后温服。

二诊（6 月 1 日）：服上药 10 剂，昨日月经来潮，经期延至 26 天，量仍偏少，但基本在正常范围，心烦，咽干已除，睡眠明显好转，唯腰酸、耳鸣时作，此乃久损及肾、真阴不足所致。继守原意，加入补肾填精之品。

处方：生地黄 20g，熟地黄 20g，地骨皮 15g，赤芍 12g，白芍 12g，当归 15g，麦冬 25g，枸杞子 15g，醋柴胡 10g，川芎 6g，百合 6g，山茱萸 15g，制何首乌 25g，生山药 30g。20

剂，水煎服，每日两次，饭后温服。

服5剂停1日，服10剂后改为隔日1剂。嘱患者若无其他不适可停药观察，此后可于每次月经前1周续服上药巩固疗效。

医案解读

乔女士的月经不调是怎么回事

乔女士46岁，已进入围绝经期。《黄帝内经》指出："女子七七，任脉虚，太冲脉衰少，天癸竭。"由于肾中火旺而阴水不足，肝藏血而肾藏精，因肾精不足而肝肾阴虚，故乔女士耳鸣腰酸，情绪不佳；肝郁化热故五心烦热，心烦，咽干；精亏血少，阴虚内热，火热扰心而入睡困难；肾虚气化不足而夜尿频繁；舌暗红、较多瘀斑，苔少，脉细数为阴虚血瘀之象。正如《傅青主女科》所说："先期而来少者，火热则水不足也。"

乔女士的病如何辨证

治以养阴清热，固冲调经。方中熟地黄、白芍、当归滋阴清热，养血和营；麦冬滋阴壮水；山茱萸、枸杞子、山药、何首乌、川续断补肾养肝，益血填精；丹参、益母草、茜草活血调冲固精；百合清心安神。在大量滋阴壮水清热剂中加入少量活血调经之品，补而不滞，更有利于经血的排出。

西医如何认识这个阶段的月经先期

西医学认为，这是围绝经期女性的正常月经变化。围绝经期是指女性从45岁左右至停经后12个月内的时期，包括从接近绝经出现与绝经有关的内分泌、生物学和临床特征起至最后 1 次月经后 1 年。这段时间卵巢功能逐渐衰退，为正常的生理变化时期。一般来说，女性从 40 岁以后就会出现月经的变化，一部分女性卵巢功能的下降往往以月经先期为主要的表现形式，但每个人所表现的症状轻重不等，时间长短不一，长者可延续几年，短者几个月。轻者安然无恙，重者影响工作和生活，甚至会发展成疾病。就乔女士的情况来说，如果不进行及时有效地治疗，很可能会成为围绝经期功血症。

调养篇

一、穴位辅助调理

1.脾虚者

取穴：隐白。

方法：灸或艾条熏，每日 2 次，每次 20 分钟。

2.肝热者

取穴：三阴交、血海、行间。

方法：采用泻法针刺，每周两次，留针 20 分钟。

3.气虚者

取穴：太溪、足三里。

方法：采用补法针刺，每周两次，留针 20 分钟。

4.血瘀者

取穴：中极、血海、地机。

方法：采用泻法针刺，每周两次，留针 20 分钟。

二、食疗养生助治疗

（一）青春期月经先期

1. 益母草粥

原料：鲜益母草汁10mL，鲜生地黄汁40mL，鲜藕汁40mL，生姜2mL，蜂蜜10mL，粳米100g。

用法：先用粳米煮粥，待米熟时，加入上述诸汁及蜂蜜，煮成稀粥即可食用，温服，分两次服完。

功效：滋阴清热，固冲止带。适用于青春期阴虚血热型月经先期。

2. 三地凉血粥

原料：生地黄20g，地骨皮15g，炒地榆15g，粳米50g。

用法：前3味共放砂锅内，加水适量，煎30分钟后去渣取汁，再用药汁煮粳米，至米烂粥成，即可食用。

功效：清热凉血，调经止血。适用于青春期阳盛血热之月经先期；平素阳气较盛，喜食辛烈助热之品，热盛迫血妄行，致经血先期而下。月经先期患者服用此粥时忌食辛辣。

（二）育龄期月经先期

1. 归芪首乌汤

原料：乌骨鸡1只，当归9g，黄芪9g，首乌9g。

用法：将乌骨鸡宰杀后去毛及内脏后洗净，将当归、黄芪、首乌置入鸡腹内用线缝合，放砂锅内加水适量，用小火煮至鸡肉烂熟，去药渣，调味后食肉喝汤，月经前每日1剂，分两次服完，连服 3 ～ 5 日。

功效：健脾益气，摄血固冲。适用于育龄期脾气虚型月经先期。

2. 归芩乌鸡汤

原料：乌骨鸡 1 只，当归、黄芪、茯苓各 9g。

用法：将鸡洗净，把药放入鸡腹内，用线缝合，放砂锅内煮烂熟，去药渣，调味后食肉喝汤，分两次服完。

功效：补气养血。适用于育龄期气血虚型月经先期。

3. 香附生地黄丹皮饮

原料：制香附 10g，鲜生地黄 30g，丹皮 10g，红糖 15g。

用法：将香附、生地黄、丹皮放入砂锅内，加水 2 碗，煎取 1 碗，去渣调入红糖溶化即可饮用，月经前每日 1 剂，连服 5 日。

功效：清热凉血，疏肝调经。适用于育龄期肝郁血热型月经先期。

（三）围绝经期月经先期

1. 党参黑豆汤

原料：黑豆 30g，党参 9g，红糖 30g。

用法：将三味一起煎汤，饮服。

功效：补气养血。适用于围绝经期脾气虚型月经先期。

2. 黄芪淮山粥

原料：黄芪 18g，淮山药 15g，砂仁 5g，广木香 5g，糯米 50g，红糖适量。

用法：将黄芪、山药、砂仁、广木香共放砂锅内，加水适量，煎煮去渣取汁，再入糯米、红糖共煮稀粥，即可食用。

功效：补脾益气养血。适用于围绝经期脾气虚型月经先期。

心得篇

　　月经先期一般认为为热所致，临床中也有虚有实，治疗要按照不同的年龄阶段进行辨证。

1. 青春期

　　青春期女孩月经先期实热居多，治疗时当以清热为主，我常用《傅青主女科》之清经散，其中有熟地黄、白芍滋养阴血之品，此可起到双重调节作用。同时按照月经周期论治，月经后以滋肾阴为主，中期加入清热燥湿之品，月经前期加入解郁调神之药，阴阳同调，并针对患者的内分泌紊乱和体质特点有针对性治疗，收效显著。

2. 育龄期

　　对于育龄期女性而言，由于热迫血溢而致月经先期者较多，也有实热和虚热之分。即使是实热，也不能单纯认为是有余之证。《傅青主女科·调经门》中提出："肾中水火之太旺乎。"水者，阴也；火者，热也。临床上的确有水火太旺的所谓雌激素过多引起先期出血之病证。这是因为子宫太热的缘故，也不易怀孕，相当于西医的黄体功能不足，这类患者即使怀孕也应该中药继续治疗，防止流产或胎停育的发生。

3. 围绝经期

围绝经期女性，往往月经先期伴有月经量少，乃肾中火旺而阴水不足所致，一般伴有 FSH 升高等卵巢功能下降的指标改变，并且易出现肝肾阴虚阳亢之烘热汗出等症。治疗时要以补水为主，兼用泻火之品。我多用两地汤加减治疗，这样可达到阴阳既济之效。

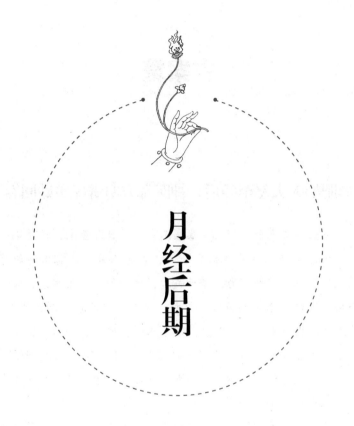

月经后期

月经后期是指月经周期推后 7 天以上，甚至 40 ～ 50 天一行，连续两个周期以上者。既往又称为"经行后期""经水过期""经水后期""月经延后""月经错后""迟经"等。

古案篇

形肥妇人大怒至经后，神医奇方明辨虚实妙回春

一妇年二十余，形肥，痞塞不食，每日卧至未，饮薄粥一盏，粥后必吐水半碗，仍复卧。经不通三月矣，前番通时黑色。脉辰时寸关滑有力，午后关滑，寸则否。询之因乘怒饮食而然。遂以白术一两五钱，厚朴、黄连、枳实各一两，半夏、茯苓、陈皮、山楂、人参、滑石各八钱，砂仁、香附、桃仁各五钱，红花二钱，分作十帖。每日服一帖，各入姜汁二蚬壳。间三日，以神佑丸、神秘沉香丸微下之。至十二日，吐止食渐进。四十日，平复如故。

震按：饮薄粥一碗，必吐水半碗，卧不能起，将认作大虚证矣。其辨在于痞塞，及经停之前虽通而黑色也。此内火食积，郁成湿热，上则饮停，下则瘀阻，实证似虚耳。辰时寸关脉滑有力者，辰为气血注胃之时，胃满甚而连及上焦。午后惟关滑，独显胃实之象矣。方主消痰、消食、破气、活血，加黄连、滑石以清湿热，仍兼人参以鼓舞胃气，使诸药得行其疏通之力。再佐姜汁之辛以开道路，又治呕吐。此真纪律之师，有

胜无败者也。然犹有病深药浅之虑，隔三日以二丸微下，则直捣贼巢，病根可拔矣。(《古今医案按》)

白话解读

一个 20 多岁的女性，体形肥胖，因为一次生气之后又接着吃饭，胃里就一直不舒服，总觉得食物在胃里堵着下不去，然后就不再想吃东西，每天要躺到下午 2 ～ 3 点才起床，起床也就吃一碗稀粥，吃了之后胃里就会更加难受，还会呕吐，能吐出半碗水，之后就又躺着不起来。月经已经 3 个月没有来潮了，末次月经也是颜色发黑。诊其脉发现，上午 8 点钟左右寸脉及关脉滑而有力，等到午后关脉仍然滑而寸脉不再滑。开具处方：白术一两五钱，厚朴、黄连、枳实各一两，半夏、茯苓、陈皮、山楂、人参、滑石各八钱，砂仁、香附、桃仁各五钱，红花二钱，分成十副，服用时放入姜汁少许，每天吃一副。服药 3 天后，再给予神佑丸、神秘沉香丸服用，服下后大便增多，吃到第 12 天，就不再呕吐了，食物也逐渐可以吃一些。吃到第 40 天，月经也通了，一切都好了。

俞震按：这个患者食纳很差，吃一碗稀粥就会胃里难受，并且呕吐，能吐出半碗水，之后就卧床不起。从症状看似乎是虚证，但是别忘了这个患者是因为生气后出现中焦痞塞，月经色黑而不调。病机是由于患者生气后肝火内炽又加食积，食火内郁而生湿热，湿热交阻，上下不通，在上饮停不下而上逆，在下则瘀阻脉络而月经后期，此为真实而假虚证。医生诊脉发现，上午 8 点钟左右寸脉及关脉滑而有力，8 点多钟为辰时，辰时气血灌注在胃，因此胃中满闷连及上焦，表现为寸脉滑而有力。到了午后只有关脉仍滑，这时只表现为胃中痞满，因此治疗就要消痰消食，破气活血。其中加入黄连、滑石以清湿热，加人参以鼓舞胃气、使诸药行其疏通之力，用姜汁之辛以开道路、又治呕吐，这才是大师的方子。担心病情深重而药力不够，3天后加入中成药神佑丸（源于《儒门事亲》。方中有甘遂、大戟、芫花、黑牵牛、大黄，治疗停饮胸满及胃脘痛）及神秘沉香丸（源于《先醒斋医学广笔记》，治疗胃脘寒痰结阻，反胃呕吐）直捣病所而愈。

认识篇

一、古人如何看待月经后期

关于月经后期的认识，最早出现在汉代，医圣张仲景所著的《金匮要略》中谈到月经"至期不来"。月经为什么会延后，古代大部分医家认为是精血不足。精血为阴，故有"阴不足则后时而来"。当然，出现精血不足的原因很多，一方面先天禀赋不足而致天癸不充；另一方面，后天脾胃虚弱，精血化生不足，或者久病耗伤阴血，或水湿代谢异常，痰湿内聚阻于经络，或情志不畅，气滞血阻。另外，感寒出现寒凝血瘀而致月经不能如期而至，也就是"过于阴则后时而至"。

（一）月经后期的病因

不同的年龄阶段，病因会有所不同。

1. 青春期

青春期以先天禀赋因素为主。我们知道，肾为先天之本，肾气盛则天癸至。肾气具封藏固摄功能，如果先天禀赋不足，肾气虚弱，天癸不能按期而至，月经就不会按期来潮。这类少女一般初潮较晚，初潮后月经多无规律即开始后延。另外，青春期少女多贪凉饮冷，因爱美而感受寒湿也不少见。寒邪外袭，或外寒内侵，正气虽盛，尚无力驱邪于外。若相争于血脉，出现寒凝血瘀，血海不能按时满溢，则可致经行后期。这类少女一般初潮年龄正常，之后月经规律，因为各种原因而致月经后期。

2. 生育期

先后天因素均有，育龄期女性承担着经、产等诸多生理压力，还有社会及家庭的重任。如果本身为阳虚之体，青春期又有月经不调，至生育期仍然不能规律就会影响受孕。后天因素多为上环或流产损伤胞宫，瘀血内阻，或内伤七情，肝气不疏，从而引起月经后期。

3. 围绝经期

围绝经期以后天因素为主。进入围绝经期的女性，肾气日渐衰退，再加上早年生育或流产太多、房劳太甚等伤肾，饮食不节伤脾，而致脾肾两虚。肾为先天之本，元阴元阳之根；脾为后天之本，气血生化之源，脾肾两虚，胞宫无血以下而致月经后期。这类女性往往四十出头就月经后期，并伴月经逐渐减少，最后经闭不行。

（二）月经后期的病机

月经后期的病机为虚、寒、郁。

1. 虚

所谓虚，主要为肾之虚。月经正常来潮，需要肾阴充足，这样血海方能按时满溢，使月经如期而潮。若肾阴虚，精血不足，血海满溢失司，月经就会后期而行。经血要靠后天之本充养，脾胃为后天之本，任何导致脾胃损伤的因素都可使血的化生不足，比如饮食不节，损伤脾胃，不能化生水谷精微，血气亏虚，不能养心，心失所养，而致心脾损伤，最终导致血海不能按时满溢，故经行错后。

2. 寒

无论虚寒还是实寒，都可以导致月经后期。尤其正值经期，或产后感受寒湿，寒凝血脉，脉络阻滞；或阳虚之体，脏腑气化不行，血少气弱，引起冲任虚寒，使血海不能按时满溢，从而致经行后期。

3. 郁

素体抑郁，忧愁思虑，精神紧张；厌恶憎恨，愤懑恼怒；或所愿不遂，家庭不睦，遭遇不幸，情志不疏，致肝气郁结，气机不畅。因气不宣达，血为气滞，冲任气血运行不畅，血海不能按时满溢，故月经错后。

二、西医如何认识月经后期

西医学认为，月经后期是由于下丘脑－垂体－卵巢－子宫生殖轴的某一环节的调节功能失调而引起的。

（一）月经后期的分期

月经后期可以分为排卵性月经后期和非排卵性月经后期。

1. 排卵性月经后期

能排卵，但排得晚。主要是因为刺激卵泡发育的激素分泌相对不足，致使卵泡发育迟缓，卵泡期延长，不能按时成熟，使排卵延后，从而影响子宫内膜的周期性变化，出现月经后期。这种月经后期往往周期比较规律。

2. 无排卵性月经后期

没有排卵。也就是在月经周期中不能形成黄体生成激素 / 卵泡刺激素（LH/FSH）高峰，卵巢不能排卵而致月经紊乱，可表现为月经周期延后。这种月经后期往往周期不规律，比较紊乱。

（二）月经后期的判别方法

最好的判别方法就是基础体温。

1. 排卵性月经后期

从 BBT 看，可以表现出双相变化，但低温时间，也就是增生期较长，排卵后体温缓慢上升。其中，增生期明显延长与雌激素的功能失调、排卵前分泌高峰的后延和 LH 高峰的后延密切相关；排卵时体温不典型与排卵后体温缓慢上升，以及 E_2 和 FSH 的量不足或持续时间不正常有关。

2. 无排卵性月经后期

BBT 单相，或相对平直，或杂乱无章，说明体内没有孕激素发挥作用。

总之，月经后期的发生是由于机体内外一些刺激因素影响了大脑皮层神经递质，以至影响了相关激素的分泌，出现卵巢功能失调、性激素分泌功能紊乱而形成的。

三、中西合璧话治疗

月经后期是妇科临床常见的闭经类月经病，通过概念我们已经知道，这种疾病的发生是一个渐进的过程，无论什么原因，如果不能得到及时的治疗，进一步发展就会成闭经，需要早期关注并干预。另外，该病主要集中在青春期和育龄期女性，围绝经期女性往往为闭经的前兆，症状较重者常伴有围绝经期的相关症状。针对月经后期，西医首先结合激素检查、基础体温监测、超声检查以明确病因，治疗往往依靠外源性激素的补充或促排卵等。临床发现，如果为了调经，使用激素治疗后病情会有所改善，但停用后由于不能促进内源性激素的正常分泌，故病情往往反复，而且激素的副作用也是部分女性所不能接受的，这时运用中医治疗可以收到桴鼓之效。

中医治疗月经后期有着丰富的临床经验，辨证与辨病相结合，西医的各种检查为中医辨证治疗提供了更可靠的依据，辨明不同的病因及寒热虚实，按照月经周期进行调治，必要时可以中西医结合，对不同时期的月经后期效果都不错。

治疗篇

一、青春期月经后期

医案一：都说"胖"让我月经不正常，为什么减了 20 斤还不正常呢

> 小迪从小就是一个小胖妞，但是胖得很可爱，她说因为她妈妈胖。小迪初二时才有月经。有一次跑步后突然肚子疼，送到医院后医生说肚子里长了个大瘤子，手术后才知道这个肿物长在卵巢上，及时做了手术，还好是良性的。术后小迪月经开始不调，经常两个月才来 1 次，时间最长的 1 次到了 80 多天，而且小迪也变得越发肥胖，胖得甚至有些蠢，好在她已经适应了他人的评价，不以为然，但她妈妈觉得一定是有了什么毛病，开始带小迪去看医生，做了各种检查后，诊断为多囊卵巢综合征。

小迪，18 岁，未婚，学生。

初诊：2013 年 6 月 17 日。

主诉：主因逐渐发胖伴月经后期甚至稀发两年余就诊。

现病史：患者14岁初潮，初潮后月经一直不规律，30～40天一行，1年前因为发现卵巢肿物行卵巢切除术。术后出现月经后期，时而月经稀发，一般60～80天行经1次，有时须服用黄体酮月经始能来潮。经量偏少，色黑质稠，有血块，行经7～10天。平素自觉身热喜冷，身体逐渐发胖（体重85kg），食少痰多，四肢疲乏，有时困倦嗜睡，食纳尚好，二便自调。

月经情况：LMP 4月20日（服黄体酮后），PMP 3月1日。

B超提示：子宫正常大小，右侧卵巢多囊样改变，左侧缺如，内膜1.0cm。

实验室检查：性激素检查：FSH 4.6mIU/mL，LH 5 mIU/mL，E_2 43pIU/mL，T 0.56nmol/L；胰岛素升高。

舌脉：舌质暗红，苔白而腻，脉沉细滑数。

中医诊断：月经后期（脾肾两虚，痰瘀互阻）。

西医诊断：多囊卵巢综合征（PCOS）。

处方：当归15g，川芎6g，红花10g，泽兰10g，益母草10g，川牛膝15g，车前子10g，萹蓄10g。嘱服二甲双胍，加强锻炼，减轻体重，控制饮食，少食肥甘厚味。7剂，水煎服，每日两次，饭后温服。

二诊（6月24日）：上方共服7剂，药后月经来潮，经期7天，经量色较前改善，周身困重缓解。

舌脉：舌质暗红，苔薄白，脉沉细。

处方：菟丝子20g，桑寄生15g，川续断12g，党参12g，苍术10g，白术10g，陈皮10g，法半夏9g，香附10g，郁金10g，鸡血藤20g，丝瓜络12g。14剂，水煎服，每日两次，饭后温服。

药后痰多、气短、乏力、嗜睡等症均减轻，基础体温呈双相变化。

三诊：正值经前期，再给予养血活血之品，使月经如期而至。

继续前法调理 3 个月，月经周期为 30 ～ 40 天，经期 7 ～ 9 天，患者体重减轻 10kg，复查 B 超，多囊样改变消失，精神状态好转，但月经经期仍较长，继续调理 4 个月，经期周期如常。

医案解读

什么是多囊卵巢综合征

多囊卵巢综合征（PCOS）是一种以雄激素水平增高、持续无排卵为特征的生殖内分泌疾病。大多源于青春期，具有家族聚集性现象，正像小迪一样，她的妈妈就月经不正常，婚后数年才有小迪，常见症状就是月经稀发甚至闭经。这种疾病不仅仅是一个妇科疾病，也是一种内分泌疾病，因为代谢出现问题也会出现胰岛素抵抗、高胰岛素血症及高脂血症等，如果不积极治疗可以导致 2 型糖尿病、心血管疾病、妊娠期疾病及子宫内膜癌等。

诊断标准主要有三项，具备其中两项就可以明确诊断。①超声显示卵巢多囊样改变。②稀发排卵或停止排卵。③临床和（或）生化雄激素过高。小迪具备了前两项，因此诊断为 PCOS。

这种病西医如何治疗

西医治疗一方面要调理生活方式，针对小迪这种情况，选择控制饮食及运动来改善胰岛素抵抗；药物使用往往要看什么时期，青春期及没有生育需求的女性，采用口服避孕药，以降低卵巢雄激素的合成和分泌，还可以用一些二甲双胍改善胰岛素抵抗。如果是有生育需求的女性，就要诱发排卵治疗，以促进怀孕。如果效果不好就要选择手术治疗，通过腹腔镜给卵巢打孔，减少卵泡数量，这种手术治疗也容易复发，还会影响卵巢功能。

中医如何认识这个病

中医虽然没有这个病名，根据小迪的症状，属于月经后期的范畴，现代中医往往应用西医的方法来探索 PCOS 的发病机制，认为主要与脏腑失调有关，包括肾、肝、脾三脏。其中肾居于首，因为"月水全赖肾水施化"。肾气是促成月经来潮的关键上游因素，脾虚和肝郁又是导致病理性产物痰湿和瘀血的产生，这两者均可以影响血液和气机的正常运行，最终壅塞肌肤和胞宫，造成"血海之波不流"。中医治疗这类疾病往往针对青春期和育龄期而有所不同，青春期重在调经，恢复正常的月经周期；育龄期则重在种子，改善生育功能。

小迪的病辨证思路是什么

小迪正值青春期，肾气初盛，发育未全，初潮较晚，月经一直不规律，一侧卵巢切除后月经后期，因此病因乃肾虚。因为肾气不足，使冲任溢泄失常，经血不能按时而下。肾气不足还会蒸腾气化无力而致脾阳不运，聚湿生痰，痰湿下注，阻滞冲任，壅塞胞宫，致经水不能按期而至，痰湿聚于皮肤就会出现肥胖；小迪术后为金刃所伤，体内瘀血内聚，痰瘀互阻相互为用，也影响正常月经来潮。因其虚实夹杂，月经不通似乎表现为实证，其实虚才是本。因此，治疗针对本虚标实的虚实夹杂证，除以补虚为本外，必须权衡其轻重缓急，分清主次，灵活治之。

第一阶段，小迪月经已经两月未来，B超提示子宫内膜较厚，考虑月经即将来潮，首先给予活血化瘀通经之品引血下行，选用泽兰、益母草、红花活血通经，牛膝引血下行，车前子、瞿麦既能祛湿又能引经血下行。药后月经正常来潮。

第二阶段，月经来潮后，则要治本，补肾健脾，祛痰化瘀。方中菟丝子、桑寄生、川续断平补肾气；又配二陈汤、制南星、石菖蒲祛痰化痰；党参、苍术、白术健脾燥湿；佐以香附、郁金疏肝理气；鸡血藤、丝瓜络养血活血，调经通络，促进小卵泡成熟并排出。诸药相合，不仅使肾气充足，冲任通盛，月事以时下，气行津布，痰湿无以生，还能使瘀祛痰消，胞脉畅通，月经按时来潮。

第三阶段，在治疗的同时配合服用二甲双胍改善胰岛功能，同时调整饮食和运动，小迪的体重减轻了10公斤。代谢的改善对于月经的按时来潮也是至关重要的。经过半年的治疗，复查B超显示，卵巢多囊样改变已经消失，基础体温呈双相变化。因此，综合治疗才是这类疾病的首选之法。

医案二：受凉后的烦恼

丽丽早就约好暑假跟同学去郊区玩，不巧要去的时候赶上来月经。为了不错过这次郊游的好机会，丽丽犹豫了一下之后，准备好相关物品出发了。不巧的是，在返回的路上天下起了大雨。大家一路骑行，前不着村，后不着店，被大雨浇了一路。到家后，丽丽赶紧洗了个热水澡，但还是感冒了。除此之外，刚刚来的月经没有了。在之后的几个月里，丽丽的月经总是会后推，而且还很难受。

丽丽，17岁，未婚，学生。

初诊：2014年1月5日。

主诉：月经后期数月就诊。

现病史：数月前因冒雨受凉后致月经周期后错，周期40～60天，经期3～5天，经量较前减少，色暗有块，并伴小腹部冷而坠痛，得温则舒，腰酸腰痛，经前乳房胀痛，心烦气急，影响正常学习和生活。且平素怕冷，白带多、如清水样，腰酸下坠，食纳可，二便调。

B超检查：子宫后位，宫体偏小，子宫内膜0.6cm，两侧附件未见异常。

月经情况：LMP 2013年12月3日，PMP 2013年10月21日。现M32天。

舌脉：舌质淡，苔薄白，脉沉细、尺脉较弱。

中医诊断：月经后期。

辨证：寒凝气滞，冲任虚损。

处方：生地黄20g，熟地黄30g，炒白芍12g，香附9g，当归12g，小茴香9g，吴茱萸6g，巴戟天9g，肉桂6g，青皮6g，枳壳6g，丹参12g，川牛膝15g。7剂，水煎服，每日两次，饭后温服。

医嘱：月经第2～4天行激素检查，避免受寒及寒凉饮食。

二诊（1月12日）：服上方7剂后月经来潮，本次周期39天，经期5天，经量较前增加，色黯有小血块，经前乳房胀痛减轻，经行腹胀痛减，激素检查各项指标均正常。

舌脉：舌质暗红，苔薄白，脉见沉滑。

月经情况：现值经后期。

处方：炒山药 15g，炒白术 15g，海螵蛸 9g，巴戟天 9g，菟丝子 20g，淫羊藿 10g，香附 10g，郁金 10g，乌药 10g，生艾叶 10g，小茴香 10g，桂枝 10g，当归 15g，赤芍 10g，白芍 10g，川芎 6g。14 剂，水煎服，每日两次，饭后温服。

按上法调治两个月经周期，周期规律如常。

医案解读

丽丽的病怎么得的

丽丽所患疾病为继发性月经后期，因郊游逢雨感寒受凉，适值月经期，寒凝经脉，影响冲任，脉络阻滞而致月经后期；寒凝血瘀故经量少、色暗有块；寒客下焦，经脉失煦，故少腹冷痛、喜温喜按。舌质淡，苔薄白，脉沉细、尺脉较弱也与气滞寒凝有关。西医学认为是因卵巢发育成熟时间延长所致。这与新陈代谢较低、使卵巢不能按时排卵有关。因此，丽丽的 B 超及激素水平均正常，基础体温也可呈现双相变化，只是低温相时间较长，出现卵泡期延长所致。

丽丽的病如何辨证

治疗以温经散寒、行气活血为治则。选《傅青主女科》温经摄血汤加味而治。方中重用熟地黄滋肾养精而生血；当归、芍药柔肝护阴而养血；香附、枳壳、青皮疏肝解郁而调经；小茴香、吴茱萸温经散寒止痛；巴戟天佐肉桂少许，暖宫填冲任；丹参、川牛膝活血化瘀引血下行。此乃肝、脾、肾三脏合治，方中有补有散，有开有阖，补而不滞，温而不伤正，为治疗因寒客胞中而致月经后期证的重要途径和有效方法。服药后月经来潮，全身诸症改善，说明辨证准确。经后给予温补冲任、养血散寒治疗。

医案三：减肥后月经也不按时光顾了

小珍是一名医学院校学护理专业的本科生，可能是所学专业的缘故，她总想让自己有一个美丽动人的形象，本来身材匀称的她也开始加入减肥大军。经过两个月的努力，初见成效，体重减了5公斤，她由匀称变成了纤细。在得意之余她发现，自己的月经变得不正常了。妇产科医生经过一番认真的体格和妇科检查后，详细地询问了小珍的饮食起居等生活情况，然后告诉她是因为盲目过分节食减肥酿下的"苦酒"。当务之急是必须尽快恢复正常饮食，保证青春期生长发育所需要的各种营养物质的供应，还应服药来调整月经周期。小珍听了医生这些话如释重负，也才意识到自己一年来的减肥减过头了。

小珍，19岁，学生。

初诊：2013年9月4日。

主诉：月经后期半年余就诊。

现病史：既往月经规律，减肥后出现月经后期，周期65～90天，经期5天，经量中等，色暗红，无血块，白带量偏少，经前期无不适。平素面部痤疮不断，以鼻头及前额为著，食纳可，大便2～3天1次，时不成形，黏腻不爽，睡眠佳。

月经情况：LMP 7月5日，PMP 4月25日，现M 60天。

舌脉：舌质淡红、边尖略红，苔薄白，脉弦滑。

B超提示：子宫3.6cm×4.3cm×5.2cm，内膜0.4cm，双附件未见异常。

实验室检查：性激素六项检查，各项指标均正常。

中医诊断：月经后期。

辨证：肝郁肾虚，湿热内蕴。

处方：女贞子20g，旱莲草10g，北沙参18g，菟丝子20g，石斛15g，全瓜蒌20g，龙胆草6g，生地黄20g，熟地黄20g，炙枇杷叶10g，黄芩10g，连翘10g。14剂，水煎服，每日两次，饭后温服。

医嘱：记录基础体温。

二诊（9月18日）：药后14天，月经未来潮，白带量较前增加，面部痤疮改善明显，大便每日1次，便爽，现无经前期不适，基础体温双相，升高8天，预计月经1周内来潮。

舌脉：舌质淡红、边尖略红，苔薄白，脉弦滑。

处方：香附10g，郁金10g，当归15g，元参15g，生地黄20g，北沙参15g，川牛膝15g，熟大黄6g，连翘12g，紫草20g，苏木10g。7剂，水煎服，每日两次，饭后温服。

服药5剂，月经来潮，经期6天，经量中等，色暗红，无经期不适。目前为卵泡期，调整中药滋阴补肾，养血疏肝为主，继前治疗两个月经周期，后月经规律，诸症改善。随访1年，未再发生月经后期。

医案解读

小珍减肥为什么会引起月经后期

正常女性到了青春发育期后，脑垂体便会分泌大量的促性腺激素，促使卵泡成熟，出现排卵，产生月经。这种促性腺激素是一种含糖的蛋白质，缺乏蛋白质的人，就不能分泌足够的这种激素；人长期营养不足，也会使脑垂体功能衰退，不能分泌足够的促性腺激素，其结果是使卵巢等生殖器官萎缩、功能减退。小珍由于爱美而过度节食，影响了内分泌，出现月经不调。临床上还发现，有些长时间过分节食的姑娘即使恢复食欲，体重上升后还会月经不调一两年时间，这是因为长期饥饿使脑垂体功能损伤后，一时不能恢复正常的分泌功能所致。

小珍的病如何辨证

小珍由于肝郁肾虚，湿热内蕴出现月经后期。治疗时，第一阶段B超提示子宫内膜较薄，如果马上通经也会无血以下，故采用清利湿热、疏肝补肾之法，方用二至九加菟丝子、生熟地黄滋补肾阴而填精，加入北沙参、石斛、全瓜蒌滋养肺阴，金水相生，促进卵泡发育；加入龙胆草、炙枇杷叶、黄芩、连翘清利上焦湿热。药后子宫内膜增厚，基础体温上升，面部痤疮改善，湿热症状缓解明显。第二阶段给予补肾养血活血之品，以促进月经来潮，药用香附、郁金、当归养血疏肝；川牛膝、熟大黄、连翘、紫草、苏木活血化瘀，引血下行。药后月经来潮，但是治疗并未停止，按照月经周期继续进行调治2～3个月经周期，同时调整情绪，改善生活方式，这对症状的改善也是至关重要的。

针对少女减肥后月经不调的治疗原则

女孩因为减肥引起月经不调，在治疗的同时心理疏导至关重要。对于病情较轻的患者，通过祛除发病诱因使其恢复正常的饮食状态。有些患者经过心理疏导，正常进食一段时间后就可恢复体重，无须治疗月经周期也会恢复正常。如果月经不调时间较长，甚至发展为闭经，就必须在医生指导下，通过药物治疗，同时正常进食，改善情绪即可恢复正常月经。减食性月经不调患者一定要早诊早治，月经不调时间越短，就诊越早，治愈机会就越多；时间越久，程度越重，就有可能发展为神经性厌食症。

二、育龄期月经后期

医案一：月经后期影响了怀孕

> 孙女士结婚两年了，可一直也没有怀孕，这让她不禁怀疑是不是自己身体出了什么问题。到医院一检查，只是月经有些不正常，其余倒也没什么事。在配合治疗的过程中发现了一个病，大夫说这就是引起不孕的原因之一。究竟是什么病呢？

孙女士，32岁，已婚未孕，公司职员。

初诊：2015年11月30日。

主诉：月经后期两年余就诊。

现病史：既往月经规律，婚后月经后期，现月经周期28天～4个月，经期5～6天，经量中等，婚后两年未避孕也未怀孕。2015年8～11月监测排卵发现卵泡黄素化，曾在妇产医院服金刚藤、丹莪胶囊，效果不著，未行子宫输卵管造影术（HSG）。平素较爱生气，时有两胁部胀满，食后尤甚，伴有疲倦乏力。食纳可，二便调，睡眠佳。

月经情况：LMP 10月24～29日；PMP 9月1～6日；PPMP 6月13～18日。

舌脉：舌暗红，苔薄白，脉细滑。

中医诊断：月经后期。

辨证：肝郁肾虚。

处方：川续断 15g，桑寄生 15g，菟丝子 15g，当归 12g，赤芍 10g，白芍 10g，荷叶 10g，玉竹 10g，茵陈 10g，益智仁 10g，桂枝 6g，茯苓 15g，山茱萸 10g，太子参 15g，黄芪 15g。14 剂，水煎服，每日两次，饭后温服。

医嘱：记录基础体温；查性激素六项；月经中期 B 超检查。

二诊（2015 年 12 月 13 日）：药后诸症有所改善，月经 12 月 9 日来潮，月经量较少，大便 2～3 天 1 次。

实验室检查：月经第 2 天性激素六项：FSH 4.6mIU/mL，LH 5mIU/mL，E_2 43pg/mL。

B 超提示：子宫大小 5.1cm×5.0cm×4.3cm，子宫内膜 0.62cm，内膜下未见血流。LOV 3.3cm×1.3cm，LF 1.69cm×0.75cm，ROV 4.0cm×2.9cm，RF 0.6cm×0.5cm，囊肿 3.2cm×2.7cm。

舌脉：舌红，苔薄白，脉细滑。

处方：太子参 15g，黄芪 20g，茯苓 15g，白术 15g，当归 12g，赤芍 12g，丹参 15g，泽兰 10g，三七粉 6g，夏枯草 10g，荔枝核 10g，月季花 6g，丝瓜络 15g，女贞子 15g，金银花 15g，川续断 15g，桑寄生 15g，红景天 20g。14 剂，水煎服，每日两次，饭后温服。

二诊：药后诸症改善，检测排卵有优势卵泡排出，治疗两个月后开始备孕，又两个月后顺利怀孕。

医案解读

什么是卵泡黄素化综合征

未破裂卵泡黄素化综合征（LUFS）是指卵泡成熟但不破

裂，卵细胞未排出而原位黄素化，形成黄体并分泌孕激素，身体效应器官发生一系列类似排卵周期的改变。临床以月经周期异常，有类似排卵表现但持续不孕为主要特征，是无排卵性月经的一种特殊类型，也是引起不孕的重要原因之一，就像孙女士一样。

卵泡有成熟的表现，有雌激素高峰和促黄体生成素的高峰，但成熟的卵泡不破裂，不排出卵子而是继续增大；未破裂的卵泡内形成黄体，分泌孕激素作用在宫颈和子宫内膜上；基础体温呈双相。LUFS发生机制未明，目前较多学者认为是中枢内分泌紊乱、卵巢局部障碍、高PRL血症、酶或激酶不足或缺陷导致卵泡液凝集，其他如药物因素及心因性因素等。长期不孕妇女处于紧张和不断的应激状态中，造成血中催乳素水平反复出现小峰值从而进一步影响排卵。

中医是如何认识本病的

中医学认为，本病发生与肾、肝、气血及冲任失调密切相关。肾藏精，主生殖生育，肝藏血，主疏泄调节，为"女子先天"，冲任通盛，男女两"精"适时相搏，则胎气乃成。肝肾疏泄闭藏有度，血海蓄溢正常，开阖有节，冲任调和则月经、妊娠正常。若肾气（精）亏虚，肝失疏泄，血瘀气滞，冲任胞脉失和，即使经水按期而至，亦不能摄"精"成孕。

本病的辨证思路是什么

孙女士主因婚后肝郁肾虚引起月经后期，治疗以补肾疏肝为主，药用川续断、桑寄生、菟丝子、益智仁、山茱萸补肾填精；当归、赤白芍养血柔肝；荷叶、玉竹、茵陈养阴生津，清心除烦；桂枝、茯苓通络利湿，促进卵泡正常排出；太子参、黄芪健脾益气养阴，补而不燥。诸药合用，共促卵巢顺利排卵。月经后期加入养血活血通络之品，促进卵泡发育及排卵，改善子宫内膜容受性，最终收全功。

医案二：怀孕困难是因为月经的问题吗

> 荣女士是一名地铁职工，5 年前参加工作后非常兴奋，也很令人羡慕。唯一的遗憾是总在地下工作，而且还要值夜班，但工作压力不大，也算顺风顺水。3 年后荣女士结婚了，婚后希望早些要一个宝宝，可是两年过去了什么动静也没有，而且月经也变得不正常了，总是该来的时候不来，有时候她还比较紧张，以为是怀孕了，可是后来发现，月经量还有所减少。到医院一查，被诊断为卵巢储备功能下降。

荣女士，29 岁，已婚未孕，地铁职工。

初诊：2013 年 4 月 10 日。

主诉：月经后期伴月经量少近 1 年就诊。

现病史：既往月经规律，1 年前无明显诱因发现月经后期。周期 40 ～ 60 天，经期 5 天，经量较前减少，色暗红，有少许血块。经前期症状不著，白带量中，伴小腹及四肢怕冷，疲倦乏力，时而腰酸腰痛，受寒后加重。食欲可，怕凉饮食，大便时不成形，时夜尿，睡眠佳。未避孕亦未怀孕两年，丈夫精液正常。

实验室检查：性激素检查（M2）：FSH 14.61mIU/mL，LH 6.75mIU/mL，E_2 38.98pg/mL。

B 超提示：子宫附件未见异常；输卵管通液提示双侧输卵管通畅，孕前检查其余各项未见异常。

月经情况：LMP 4 月 3 日，PMP 2 月 15 日，现 M7。

舌脉：舌质偏淡而暗，苔薄白，脉沉细无力。

中医诊断：月经后期。

西医诊断：卵巢储备功能下降。

辨证：脾肾阳虚。

处方：桑寄生 12g，川续断 12g，菟丝子 20g，女贞子 20g，巴戟天 6g，补骨脂 12g，党参 10g，炒白术 12g，茯苓 15g，炒山药 30g，鸡血藤 20g，丝瓜络 12g，白梅花 10g，桂枝 10g，肉桂 6g。10 剂，水煎服，每日两次，饭后温服。

医嘱：监测基础体温，工具避孕。

二诊（4 月 20 日）：药后 10 天诸症有所改善，自述近日白带时有拉丝，小腹部怕冷已除，基础体温升高 1 天，升高 0.2℃。

舌脉：舌质偏淡而暗，苔薄白，脉沉细无力。

辨证：脾肾阳虚。

处方：桑寄生 12g，菟丝子 20g，仙灵脾 12g，巴戟天 6g，鹿角霜 15g，党参 10g，炒白术 12g，茯苓 15g，炒山药 30g，白梅花 10g，桂枝 10g，肉桂 6g。14 剂，水煎服，每日两次，饭后温服。

二诊后：药后 14 天，基础体温双相，升高已达 9 天，平均升高幅度 0.3℃，怕冷明显改善，大便已经成形，夜尿已除，小腹部稍有坠胀不适，自述似乎为经前期症状，现月经第 31 天。

舌脉：舌质偏淡而暗、尖略红，苔薄白，脉沉细、较前有力。

处方：桑寄生 12g，川续断 20g，川牛膝 15g，当归 15g，川芎 6g，丹参 20g，香附 10g，郁金 10g，黄芩 10g，巴戟天 6g，党参 10g，炒白术 12g，茯苓 15g，炒山药 30g，白梅花 10g，桂枝 10g。7 剂，水煎服，每日两次，饭后温服。

药后 5 天月经来潮。

后依法调治两个月后复查性激素（M2）：FSH 7.39mIU/mL，LH 5.58mIU/mL。较前明显改善，已趋正常。结合基础体温，嘱其可以备孕，后仍服用中药调治，月余月经未来潮，基础体温升高超过 14 天，早孕试纸检测阳性。孕后因为脾虚出现妊娠呕吐、脾虚气血不足、心神失养而失眠，服用健脾和胃、补肾安胎之品继续治疗，各项指标均正常。足月诞下一男婴，7 斤半。

医案解读

什么原因导致荣女士不孕

荣女士长期在地铁工作，工作环境阴湿。加之本身脾胃较弱，结婚后盼子心切，造成脾阳虚，出现小腹及四肢怕冷、疲倦乏力、怕凉饮食、大便时不成形等症。脾肾为先后天之本，先天生后天，后天养先天。脾阳不足不能养肾阳导致肾阳亏虚，出现腰腹怕冷，时而腰酸腰痛、受寒后加重，时而夜尿等。影响到月经，出现月经后期及经量较前减少等。检查发现激素出现异常，FSH 升高，E_2 下降，可以诊断为卵巢储备功能下降，由此导致不孕。

卵巢储备功能下降为什么会引起不孕

卵巢储备功能是指卵巢内存留卵泡的数量和质量，能反映女性的生育潜能和生殖内分泌功能。卵巢储备功能下降导致女性生育能力减弱及性激素缺乏，表现为不孕、月经稀发、闭经等，进一步可发展为卵巢早衰。卵巢储备功能低下的患者卵巢对促性腺激素，比如 FSH 的反应性差，无成熟卵泡发育或获得成熟卵泡数减少，或获得卵子的质量较差，从而影响妊娠。因此，改善卵巢储备功能，一方面可以提高女性的生育潜能，另一方面也可以预防卵巢早衰的发生，属于中医"治未病"的范畴。

结合基础体温治疗有什么帮助

在治疗的过程中，以月经周期的不同时期进行调治，通过基础体温的监测判断卵巢排卵情况和黄体功能。荣女士的基础体温虽然呈双相变化，但是升高幅度较低，因此就会出现肾阳不足、失于温煦的症状，故采用补肾温阳的方法提高黄体功能，在体温升高达到 12 天左右时，患者进入月经前期，这时给予温阳活血通经的药物，目的是引导月经按时而至。经过2～3 个月的治疗，再次复查激素水平，以决定下一步的治疗。因患者激素水平恢复正常，故告知其可以备孕。通过 BBT 及激素的测定，按时选择备孕的时间，还可以进一步防止流产和胎停育的发生。

荣女士的病是如何辨证施治的

治疗以健脾补肾为主，方用毓麟珠加减。方中八珍丸补益气血；菟丝子、杜仲温养肝肾，既补先天肾精，又补后天气血，使得精血充足，冲任调摄；鸡血藤、丝瓜络养血活血，化瘀通络，促进排卵；补骨脂、巴戟天、女贞子增强补肾填精之功；桂枝、肉桂温经散寒，使得寒湿得去。药后收效显著，月经前调整方药，加入活血化瘀通经之品，服药两个月，激素水平改善明显，顺利怀孕。

医案三：越来越胖，越来越懒——其实我也不想这样

> 梁女士原本身材高挑，皮肤白皙，而且活泼可爱，婚后不知什么原因越来越胖。大家都说她是心宽体胖，一定生活很幸福。虽然她自己并没觉得自己有多么幸福，但是也还愉快。因为胖的速度太快，梁女士的脚踝难以承受体重的增长，常常走路一多就疼。不仅如此，她还变得非常懒惰，家务活什么都不想做，有时候老公冲她发脾气她也生不起气，家人都说她婚后情绪大变，变得如此淡漠而没有激情。除此之外，严重的事情在婚后半年出现了，她的月经不能按时来潮。开始她没有重视，后来到医院一检查，结果是卵巢多囊样改变、甲状腺机能减退。

梁女士，30 岁，已婚，未孕，公司职员。

初诊：2014 年 2 月 25 日。

主诉：月经后期近 1 年就诊。

现病史：既往月经规律，1 年半前体重迅速增加 30kg，后伴有月经后期，到医院检查 B 超提示卵巢多囊样改变，之后服用避孕药治疗 3 个月，黄体酮治疗 1 个月，疗效不佳，后出现怕冷，疲倦乏力，情绪淡漠。平素疲倦乏力，腰酸腰痛，表情淡漠，性欲很差（夫妻感情很好）。

月经情况：月经周期 37～40 天，经量偏少，色暗红，血块不明显，经前乳胀，白带量少。LMP 1 月 24 日（服避孕药），PMP 12 月 26 日（服避孕药）。本月停用避孕药，现 M32 天。

舌脉：舌质淡红，苔薄黄，脉沉细无力。

辨证：脾肾阳虚，痰湿内蕴。

处方：桑寄生 15g，川续断 12g，菟丝子 20g，巴戟天 g，紫石英 20g，苍术 10g，香附 10g，陈皮 10g，鸡血藤 20g，丝瓜络 12g，川牛膝 15g，生山楂 20g，紫草 20g。14 剂，水煎服，每日两次，饭后温服。

医嘱：测量 BBT；月经第 2～4 天检查性激素六项及甲状腺功能；工具避孕。

二诊（3 月 10 日）：药后两周，月经来潮，全身怕冷症状较前明显改善。食纳可，二便调，睡眠佳。

现 M5。

甲功检查：TSH 5.0mU/L，F-T4 11.55 pmol/mL。

性 激 素 六 项：LH 4.76mIU/mL，FSH 3.05mIU/mL，E_2 146.26pg/mL，T 2.19ng/mL。

胰岛功能各项指标正常。

舌脉：舌质淡红，苔薄白，脉沉略滑。

处方：桑寄生 15g，川续断 12g，女贞子 20g，石斛 15g，蛇床子 3g，党参 12g，鸡血藤 20g，丝瓜络 12g，巴戟天 6g，生麦芽 20g，合欢花 20g，北沙参 18g，鹿角霜 15g。14 剂，水煎服，每日两次，饭后温服。

嘱服优甲乐 1/2 片。每日 1 次。经过 3 个月治疗，月经能够正常来潮，甲状腺功能改善，TSH 下降至 2.0mU/L，体重减轻 10kg，两个月后患者自然怀孕。

医案解读

梁女士出现月经后期的原因是什么

梁女士由于婚后生活的改变，出现了体重迅速增加。痰湿内蕴，影响了脾的运化；痰湿阻于胞宫出现月经后期；脾虚而致肾虚，出现脾肾两虚，疲倦乏力，腰酸腰痛，性欲淡漠。超声检查提示卵巢多囊样改变，用激素治疗后效果不著，此时需考虑是否存在其他内分泌代谢的异常，经查甲功提示异常。甲状腺不仅能够调节机体的代谢水平，还与女性生殖系统关系密切，故甲状腺功能异常与多囊卵巢之间存在一定联系。

甲状腺功能下降为什么会影响月经

目前的研究认为，多囊卵巢综合征的病理生理改变可导致甲状腺功能减退，这可能与多囊卵巢引起外周血中异常的性激素环境有关。其通过改变下丘脑－垂体－甲状腺轴的调节并影响患者免疫系统。另一方面，甲状腺功能的变化，通过TSH等水平的改变，也可进一步加剧多囊卵巢的病理生理变化。其实它们两者是互相影响的，因此在治疗时要两者兼顾，甲状腺功能的改善也会促进多囊卵巢状况的改善。

梁女士的治疗思路是什么

在使用西药优甲乐治疗的同时，中药以温补脾肾、祛痰化湿为主要治疗。方用苍附导痰汤祛痰化湿。方中桑寄生、川续断、菟丝子、巴戟天、紫石英补肾温阳，增强肾的温煦气化功能；鸡血藤、丝瓜络活血通络，促排卵；川牛膝、生山楂、紫草化瘀通经。治疗后月经来潮，之后按照月经周期的不同时期进行调整，最终收效显著。

当然，在治疗的同时也要帮助患者克服紧张情绪，同时鼓励她运动减肥，体重的下降对于卵巢功能的改善也会起到促进作用。正因为医患配合良好，梁女士最终怀孕。

医案四：反复胎停育之后让她惧怕怀孕

> 　　李女士是一名幼教老师，年幼体弱多病让她一直备受呵护。长大后她也想呵护他人，因此选择了幼教。结婚后李女士又再次得到了老公的呵护，不到半年就怀孕了，可是怀孕没多久就出现了胎停育，进行了清宫。修养之后不久她又怀孕了。这次她把工作都辞了，在家认真养胎，可是没多久又出现了胎停育。两次胎停育之后让她的月经也不按时来潮了，都会推后十几天，这下可急坏了李女士。是什么原因让她反复胎停育呢？到医院检查发现是黄体功能不足。

　　李女士，28 岁，已婚，幼教老师。

　　初诊：2012 年 4 月 11 日。

　　主诉：因胎停育两次伴月经后期半年就诊。

　　现病史：既往月经规律，1 年前因两次怀孕 40 余天胎停育行清宫术。术后出现月经后期，周期 37 ～ 40 天，经期 5 天，经量较前稍有减少，经色偏淡，无血块及痛经。经前期轻度乳胀，白带量正常，平素时有疲倦乏力，经期腰酸腰痛，食纳可，大便 2 ～ 3 天 1 次、偏干，入睡困难，眠后易醒，伴有多梦。

　　月经情况：LMP 2012 年 4 月 4 日，PMP 2012 年 2 月 22 日，现 M7。

　　实验室检查：

　　性激素检查（M2）FSH 9.33mIU/mL，LH 3.77mIU/mL，E_2 39.0pg/mL，P 0.99pg/mL，T 0.34pg/mL。

B超：子宫大小 3.2cm×4.3cm×5.2cm，内膜 0.7cm，双侧卵巢未见异常，右卵巢可见到最大卵泡 1.0 cm×1.2cm。

舌脉：舌质淡红，苔薄白，脉细无力。

中医诊断：月经后期。

辨证：脾肾两虚。

处方：党参 15g，炒白术 12g，茯苓 12g，当归 15g，熟地黄 20g，女贞子 20g，菟丝子 20g，肉苁蓉 20g，首乌藤 30g，炒枣仁 20g，桑寄生 12g，川续断 12g，鸡血藤 20g，桑枝 12g。14 剂，水煎服，每日两次，饭后温服。

医嘱：治疗期间工具避孕；记录 BBT。

二诊（4月25日）：药后两周，疲倦乏力较前改善，大便每日 1 次，睡眠改善。基础体温双相变化，但升高缓慢，时而怕冷。

处方：党参 15g，炒白术 12g，茯苓 12g，当归 15g，仙灵脾 12g，巴戟天 6g，菟丝子 20g，肉苁蓉 20g，首乌藤 30g，炒枣仁 20g，桑寄生 12g，川续断 12g，合欢皮 20g，桑枝 12g。14 剂，水煎服，每日两次，饭后温服。

服药两周后，月经来潮，此次月经周期 35 天。在此基础上继续按照月经周期进行调治，3 个月后基础体温恢复正常，标准双相变化，嘱可以备孕。备孕时继续监测卵泡变化及基础体温，两个月后正常受孕。孕后继续服用补肾安胎之品，各项指标正常，后足月分娩。

医案解读

李女士反复胎停育是什么原因

李女士主要由于素体虚弱，脾肾不足，怀孕之后不能养胎发生两次胎停育。流产之后再次损伤肾气，使得肾阴不足而经血量减少，脾虚气血生化乏源而经色偏淡；肾阳不足，胞宫失于温煦，冲任不调，月经不能如期而至；因两次流产忧心忡忡，使得肝气不疏，经前乳胀；平素疲倦乏力、腰酸腰痛也为脾肾两虚的临床表现。从基础体温来看，体温上升缓慢，高温相时间较短，均说明黄体功能不足，因为卵巢排卵后没有完全形成黄体，以致孕激素分泌不足，使子宫内膜未能及时转换，而不利于受精卵的着床，因此导致不孕或习惯性流产。

黄体功能不足是怎么回事

黄体功能不足是指黄体分泌的雌激素、孕激素不足，子宫内膜的分泌性变化不充分。正常情况下，排卵后 8～10 天黄体继续分泌孕激素，如卵子未受精，黄体即开始萎缩。黄体功能不足的女性，排卵后 4～5 天黄体就开始萎缩，月经的后半期也相应缩短。这种月经周期雌激素也相对不足，子宫内膜发育不良，因而受精卵无法种植。西医学认为，反复自然流产可导致黄体功能不足。

一般认为，黄体功能不足与下列因素有关：①卵泡期促卵泡激素分泌不足，卵泡液中促卵泡激素和雌二醇低值。②排卵期黄体生成素高峰（也称 LH 峰）不充分。③黄体期黄体生成素分泌不足或其脉冲式分泌不充分。④子宫内膜细胞甾体激素受体异常，对黄体分泌的激素反应性低下，使黄体功能不正常，内膜发育不良。西医主要通过孕激素治疗以改善黄体功能，但必须避免人工合成的孕激素，如妊娠早期应用甲羟孕酮、炔诺酮可能对胎儿有害。

该病例如何辨证治疗

李女士证属脾肾虚寒，虚表现在精血亏虚，寒表现为阳气不足，故治以补肾健脾，温阳散寒。初诊时针对月经后期，给予健脾补肾治其本，药用党参、炒白术、茯苓健脾益气；女贞子、菟丝子、肉苁蓉、桑寄生、川续断补肾填精；鸡血藤、桑枝养血活血通络，促进排卵；当归、熟地黄、首乌藤、炒枣仁养血补血，解郁安神。诸药合用，明显改善了患者的全身症状和卵巢功能。二诊时患者进入黄体期，故增加了温阳补肾之品，以维持体温高相。经过 3 个月的治疗，患者月经如常，顺利怀孕。

三、围绝经期月经后期

医案：我的更年期是不是过早啊

肖女士是一名警察，年轻时气盛，身体也倍儿棒，因为饮食不规律除胃有点儿毛病外，从来不生病。42 岁生日后，肖女士觉得自己开始爱发脾气，同事开玩笑说她更年期发作。开始她不以为然，觉得可能是家庭和工作压力太大了，过了不久，她觉得有些不对劲儿，主要是自己的月经总是往后推，最长的一次后推了将近 3 个月才来，白天工作时还偶尔会觉得身上一阵阵发热，夜里睡觉也没有之前好了。于是到医院去检查，医生说她已经进入围绝经期。对于四十岁出头的她却不服气地说："我是不是'更得'有点儿早啊？"

肖女士，43 岁，已婚，已育，警察。

初诊：2013 年 7 月 29 日。

主诉：月经后期半年余伴烘热就诊。

现病史：既往月经规律，半年前无明显诱因开始出现月经后期，现周期 50～90 天，经期 5～7 天，经量较前有所减少，色暗红，少许血块，无痛经，经前期乳胀及乳头疼痛比较明显。白带量偏少、稍觉干涩。伴烘热，汗出不著，情绪急躁，易生气，夜间时而手足心热，入睡困难，睡后易醒。食纳尚可，大便时不成形。既往有慢性胃炎病史，时而胃部疼痛。

实验室检查：性激素检查：FSH 36.6mIU/mL，LH 14.3mIU/mL。B 超提示：子宫 3.4cm×4.5cm×5.5cm，后壁有小肌瘤 1.4cm×2.0cm，子宫内膜 0.4cm，双侧附件未见异常。

月经情况：LMP 6 月 12 日，PMP 4 月 1 日，现 M47 天。

舌脉：舌质偏红，苔薄白，脉细弦无力。

辨证：肝肾阴虚，心脾不足。

处方：生地黄 20g，熟地黄 20g，山茱萸 20g，炒山药 30g，女贞子 20g，菟丝子 20g，北沙参 15g，党参 10g，炒白术 12g，干姜 10g，茯苓 15g，浮小麦 30g，百合 10g，郁金 10g，砂仁 5g，炒枣仁 25g。14 剂，水煎服，每日两次，饭后温服。

医嘱：调节情绪，禁食辛辣刺激食物。

二诊（8 月 12 日）：服药 14 天后，月经仍未来潮，但全身诸症改善明显，烘热明显减少，夜间睡眠改善，白带量有所增加，乳房稍有胀痛，乳头不痛。

复查 B 超提示：子宫 3.3cm×4.7cm×5.6cm，后壁有小肌瘤 1.5 cm×1.9cm，子宫内膜 0.9cm，双侧附件未见异常。考虑月经前期变化。

舌脉：舌质偏红，苔薄白，脉细弦较前有力。

处方：生地黄 20g，熟地黄 20g，山茱萸 20g，炒山药 30g，巴戟天 20g，川牛膝 15g，北沙参 15g，党参 10g，炒白术 12g，茯苓 15g，浮小麦 30g，百合 10g，路路通 10g，砂仁 5g，炒枣仁 25g，泽兰 12g。7 剂，水煎服，每日两次，饭后温服。

服上方 6 剂后月经来潮，本次周期 90 天，经期 6 天，经量较前改善，色暗红。

二诊后继续前法治疗，调整 3 个月，全身症状明显改善，月经周期 50 天左右一行。告知患者已进入围绝经期，调整情绪及饮食起居。

医案解读

肖女士月经后期的原因是什么

肖女士年龄已过 42 岁，《黄帝内经》指出："五七阳明脉衰，面始焦，发始堕；六七三阳脉衰于上，面皆焦，发始白；七七任脉虚，太冲脉衰少，天癸竭，地道不通，故形坏而无子也。"也就是说，35 岁之后女性就进入生理性的下降阶段，42 岁之后三阳脉都已经衰败了，到了 49 岁左右就会闭经，因此，肖女士已经进入围绝经期。这段时间卵巢功能开始逐渐衰退，激素检查也支持这一变化。中医学认为，这个时期肾气和肾精逐渐不足。肾藏精而主生殖，因此胞脉失养，冲任不足，月经无血以下。再加上肖女士本来脾胃虚衰，脾胃为后天之本，气血生化之源，气血化生不足也可造成经血不足。另外，肖女士爱生气，作为警察，平素肝气不疏。肝主疏泄气机，气机不畅，形成气滞血瘀，瘀血阻于脉道而致月经后期，进一步发展成月经稀发，最终形成闭经。

结合 B 超进行治疗的目的是什么

肖女士初诊时月经已经 47 天尚未来潮，但是 B 超提示子宫内膜 0.4cm，说明子宫内膜较薄，月经不会很快来潮，应属于卵泡期的变化，故在滋补肝肾之阴的同时滋补肾阴，以提高雌激素的容受性，刺进子宫内膜增长。经过半个月的治疗，患者全身症状明显改善。再次复查 B 超，主要是为了明确子宫内膜的厚度，以进一步指导用药。结果发现，子宫内膜 0.9cm，说明治疗有效，故在此基础上补肾养血，活血通经，促进月经按时来潮。

围绝经期女性会发生怎样的变化，肖女士是更年期提前吗

围绝经期是指妇女绝经前后的一段时期（从 45 岁左右至停经后 12 个月内的时期），包括从接近绝经出现与绝经有关的内分泌、生物学和临床特征起至最后 1 次月经后 1 年，也就是卵巢功能衰退的征兆，一直持续到最后 1 次月经后 1 年。此为正常的生理变化时期，大多数女性的月经变化从 40 岁左右开始，因此肖女士不属于提早进入更年期，只是很多女性没有明显的症状而顺利渡过而已。一些女性由于激素的变化而出现泌尿生殖道改变，比如说肖女士的白带量少甚至干涩、神经精神系统的烘热等血管舒张症状，以及情绪不稳定、激动易怒、抑郁多烦、记忆力减退、工作能力下降等。除此之外，还有皮肤、心血管，甚至骨质方面的问题。因此，提早干预帮助女性顺利渡过这段时间是至关重要的。

肖女士的问题该如何辨证施治

肾气旺盛则冲任和调。冲脉主血海，任脉主诸阴，冲任和

调则月经才会按期而至。肖女士肾气不足，冲任亏虚，故月经后期；肝气不疏，营血不足，虚火内动，因而烘热汗出不甚，治以调养肝肾，健脾养血。药用六味地黄前三味加女贞子、菟丝子滋养肾阴，四君子加砂仁、炒枣仁健脾安神，北沙参、浮小麦、百合、郁金疏肝解郁退虚热。内膜增厚之后再加入川牛膝、路路通、泽兰活血通经。其中泽兰味苦微温，能够疏肝气，调营血，化瘀而不伤正，为调经之要药，可促进月经正常来潮。治疗全过程以肾为主，注重肝脾，调养冲任，平补阴阳气血，使患者平稳过渡更年期。

调养篇

针对月经后期，在治疗的同时，精神调摄、穴位按摩及食疗养生也是至关重要的。

一、穴位辅助调理

1. 实寒证

取穴：肾俞、关元、太冲、阴陵泉、血海。

方法：每日艾灸1次，每穴10分钟，10次为1个疗程。

2. 虚寒证

取穴：关元、命门、足三里、哑门、三阴交。

方法：每穴灸10分钟，每日灸1次，10次为1个疗程。

隔姜灸：将鲜生姜切成厚约0.3cm的片，在中心周围处用针刺数个小孔，放置在神阙穴上，姜片上以适量大小的艾炷点燃施灸。每次施灸5个，一姜一炷，连续治疗20次。

3. 血虚证

取穴：关元、命门、足三里、长强。

方法：每穴灸10分钟，每日灸1次，10次为1个疗程。

4. 气滞证

取穴：气海、京门、足窍阴、蠡沟、命门。

方法：每穴灸 10 分钟，每日灸 1 次，10 次为 1 个疗程。

二、食疗养生助治疗

（一）青春期月经后期

1. 桑椹红花汤

原料：桑椹子 25g，红花 5g，鸡血藤 20g，米酒适量。

用法：加水 2 碗，煎至 1 碗，每日分 2 次温服，每次半碗。

功效：滋阴养血，活血化瘀。适用于青春期气滞血瘀型月经后期。

2. 红糖北芪姜枣汤

原料：红糖 100g，红枣 100g（去核），生姜 20g（切片），生黄芪 50g。

用法：水煎，代茶饮。

功效：补气养血。连续服用，适用于青春期气血不足型，以气短乏力为主要表现的月经不调。

（二）育龄期月经后期

1. 王不留行炖猪蹄

原料：王不留行 30g，茜草根 15g，牛膝 15g，猪蹄 250g。

用法：先将上三味药煎水 50 分钟后去渣，同猪蹄炖至烂熟，饮汤食肉，每日 2 次。

功效：活血化瘀，行气通经。适用于育龄期气滞血瘀型月经后期，以及经前期症状比较明显者。

2. 丹参鸡蛋汤

原料：丹参30g，鸡蛋2枚。

用法：文火煮1小时，吃蛋饮汤，连续服用。

功效：滋阴养血，行气活血。适用于育龄期肝郁气滞型月经后期伴月经量偏少。

3. 当归北芪猪肉汤

原料：当归20g，北芪20g，黄花菜根15g，瘦猪肉200g。

用法：同煎煮熟，加盐少许调味，吃肉饮汤。

功效：补气养血，解郁清热。适用于育龄期气血不足引起的月经后期、反复流产或胎停育者。

4. 乌鸡丝瓜汤

原料：乌鸡肉150g，丝瓜100g，鸡内金15g。

用法：共煮至烂，服时加上等鱼露少许，每日1次。

功效：补气养血，化瘀通络。适用于育龄期气血不足引起的月经后期。

5. 山药土豆汤

原料：山药30g，土豆30g，黑豆30g，鸡血藤50g，牛膝10g。

用法：先将鸡血藤、牛膝水煎1小时后去渣，加入山药、土豆、黑豆煮至熟烂，加入红糖适量服用。

功效：健脾益肾，养血通经。适用于育龄期脾肾两虚型月经后期。

（三）围绝经期月经后期

1. 黑豆红花糖方

原料：黑豆 50g，红花 6g，红糖 30g。

用法：前两味先水煎，煎好后入红糖，热服。

功效：补肾疏肝，化瘀通经。适用于围绝经期肝肾阴虚型月经后期伴月经量偏少。

2. 大枣白鸽汤

原料：大枣 50g（去核），白鸽 1 只（去毛及内脏）洗净，炙鳖甲、炙龟甲各 30g，枸杞子 20g。

用法：先煎鳖甲和龟甲 30 分钟，后放入枸杞子再煎 20 分钟，煎好后去药渣，取药汁煮大枣及白鸽至熟，吃肉饮汤。

功效：补益肝肾，养血调经。适用于围绝经期肝肾阴虚型月经后期。

心得篇

月经后期在临床中涉及多种疾病，不同的时期又有不同的特征，我认为，在诊治时首先要明确患者所处的不同时期。

1. 青春期

先要看初潮的年龄，如果初潮年龄较晚，多为先天禀赋不足，之后出现月经后期，主要责之于肾；如果初潮年龄正常，初潮后月经一度规律，因为某种原因出现月经延后则多见外邪所伤。只要辨证清楚，治疗方法正确，均收效显著。

2. 孕龄期

育龄期月经过期未来者，先要与早孕鉴别；若以往月经周期正常，本次月经延后又伴有阴道出血，量、色、质均异于平时，或伴小腹疼痛者，应注意与胎漏、胎动不安、异位妊娠相鉴别。排除妊娠后，要明确患者是否存在内分泌的异常，通过性激素、甲状腺功能及胰岛功能等检查，治疗时也要中西医结合，将治病与调经并举；通过基础体温可以了解卵巢功能、排卵情况及黄体功能，治疗要按照月经的不同时期调治，以便从根本上改善月经周期。一般而言，月经后期表现为阳气不足。阳当升而不升、基础体温低温相时间较长是主要特征。因此治疗时要以补阳为主，当然也要辨清虚实，血不足加入四物辈，痰瘀阻滞加入化痰祛瘀之品，且方中多会用川续断、巴戟天、杜仲这类补肾温阳之品来调周期治疗。

3. 围绝经期

围绝经期女性月经逐渐后期是天癸将竭、肾气渐衰的表现，如果没有全身症状可以不用治疗。如果伴有较明显的全身不适，影响了正常的工作和生活则要积极治疗。如肾阴虚，虚阳上扰可出现烘热汗出、心烦失眠等症；肾阳虚可出现畏寒肢冷、腰酸腰痛等症；如果既有阴虚又有阳虚的乍寒乍热等，就要辨清阴阳寒热进行论治。

当然，在治疗的同时，心理疏导也是至关重要的，很多内分泌失常的疾病都与情志相关。《黄帝内经》指出"志闲而少欲，心安而不惧，形疲而不倦，气从以顺，各从其欲，皆得所愿"。可告知患者其病情和治疗方法，使其建立战胜疾病的信心，以更好地配合治疗。

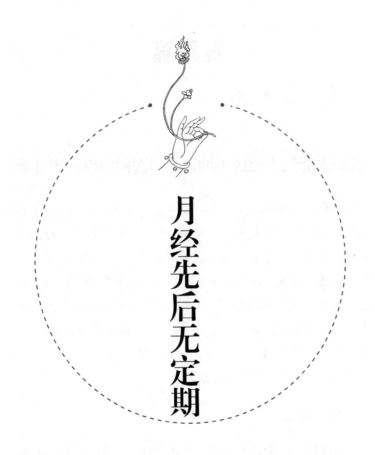

月经先后无定期

月经先后无定期是指月经不按正常周期来潮，时或提前，时或延后在 7 天以上，且连续 3 个月经周期，亦称"经水先后无定期""经乱"等。如仅提前或错后 3 ～ 5 天，不作"月经先后无定期"论。

古案篇

贵妇人肝气不疏经不调，陆名医问病诊脉辨证准

陆养愚治董龙山夫人，胸膈不舒，大便不实，或时去血，或时去积，经期或先或后，或多或少，参差作痛，养血健脾俱不效。饮食既少，肌肉亦瘦，晚不能食，食则饱胀，不能安卧。脉之，沉弦而滑，右关尤甚，曰：沉为气滞，弦为留饮，滑为痰凝。经之不调，便之不实，腹之胀痛，皆痰积为之也。乃合清气化痰丸，二陈汤送下，数剂，大便去痰积若干，遂不胀不疼。改用六君子汤数剂，而大便坚。后以调气养荣汤间服，经调而孕。（《续名医类案》）

白话解读

明代医家陆养愚（名岳，浙江乌程县，今浙江吴兴县人，明嘉靖年间名重三吴，远及闽粤，对多医束手的疾病往往屡起沉疴，其子孙以医学传家，其后代整理三世临证医案著成《陆养愚三世医验》一书传世）曾经治疗董龙山的夫人，因为月经先后无定期来找她看病。董夫人月经或提前或推后，经量

也有时多有时少，有时还会痛经，同时还全身不舒服，包括胸膈满闷，大便不成形，甚至时而便血，时而便秘，曾经找其他医生诊治，使用健脾养血药物治疗效果并不好。后来食欲也变得比较差，进食很少，消瘦比较明显，晚饭基本什么都不吃，只要一吃就腹部胀满，难以入睡。陆大夫诊其脉，发现她的脉沉弦而滑，以右手关脉为甚。陆大夫说：脉沉是因为气滞，脉弦是因为水饮内留，脉滑为痰饮凝滞，月经不调，大便不成形，腹部胀满疼痛都是因为痰饮积滞所造成的，于是陆大夫给她开了清气化痰丸，嘱咐董夫人用二陈汤送服，吃了几副药后大便通畅，排出了许多痰饮积滞，腹部胀满疼痛明显减轻。之后又服了几副六君子汤，大便成形了。最后陆大夫让她间断服用调气养荣汤，服后月经逐渐正常，不久竟然怀孕了。

分析：医家陆养愚主要通过问诊及脉诊进行辨证施治。本证为本虚标实证，治疗应该先治其标，化痰祛饮。方用清气化痰丸，药物有瓜蒌仁、陈皮、黄芩、杏仁、枳实、茯苓、胆南星、制半夏，功用理气化痰。正如庞安常所说："善治痰者，不治痰而治气，气顺则一身之津液随之而顺矣。"用二陈汤送服可增强理气化痰之效。后治其本，方选六君子汤，用人参、白术、茯苓、甘草、陈皮、半夏六味中药益气健脾，燥湿化痰；为防止复发，最后选用调气养荣汤善后治本。本病以辨证为基础，根据疾病的不同阶段调整选方用药，最终收效显著。

认识篇

一、古人如何看待月经先后无定期

古人认为，女子在青春期初潮后，应每月固定会月经来潮。月月如期，经常不变，有如海水之潮汐，月亮之圆缺，违背了这个规律就会出现月经不调，月经先后无定期就属于其中之一。月经先后无定期最早见于唐代医家孙思邈的《备急千金要方·月经不调》。书中提出"妇人月经一月再来或隔月不来"。

（一）月经先后无定期的病因

月经先后无定期的发生因年龄段不同，发病也有所不同。

1. 青春期

青春期主要责之于肝肾。少年肾气未充，再加上肝火较旺，或者由于学业紧张而情志抑郁，或者外感寒热湿邪，损伤生殖轴，影响冲任血海，导致肝之疏泄不利，肾之封藏失司，冲任失于调达而致月经或先或后之先后无定期。

2. 育龄期

育龄期主要责之于肝脾。这个阶段女性易受情志影响，若情志抑郁，或愤怒伤肝，或劳倦过度，或饮食失节，或思虑过度，使脾气受损，肝失疏泄，脾失运化则导致气血生化乏源，疏泄不利则月经后期；肝郁易于化火，火旺又将迫血妄行，脾虚气弱，统摄也会失职，冲任不能约制，子宫亦失于固藏，则可致月经提前。时而生化不足，疏泄失司，时而统摄失常，疏泄太过，冲任、子宫有时失达、有时失充，自然会出现月经先后无定期。

3. 围绝经期

围绝经期主要责之于脾肾。绝经之年肾气渐衰，藏泄失司，冲任气血亏虚失调，血海蓄溢失常，若应藏不藏则经水先期而至；或当泄不泄则月经后期而来，以致月经先后无定期。

（二）月经先后无定期的病机

月经先后无定期的病机无外郁、虚二字。

1. 郁

肝藏血，司血海，主疏泄。肝气条达，血海按时满盈，则月经周期正常。若肝气逆乱，疏泄失司，冲任失调，则血海蓄溢失常。疏泄太过则月经先期而至，疏泄不及则月经后期而来，遂致月经先后无定期。

2. 虚

肾为先天之本，主封藏。从经血而论，肾又主施泄。若素体肾气不足或多产房劳，大病久病伤肾，或少年肾病未充，或绝经之年肾气渐衰，肾气亏损，藏泄失司，冲任失调，血海蓄溢失常。若当藏不藏则月经先期而至，当泄不泄则月经后期而来。

二、西医如何认识月经先后无定期

西医将月经先后无定期归在功能失调性子宫出血范畴，其发生或因卵泡早期 FSH（卵泡促激素）分泌相对不足，卵泡发育缓慢，不能按时发育成熟，排卵延后而致月经后期而至；或虽有排卵，但 LH（黄体生成激素）分泌值不高，致使排卵后黄体发育不全，过早衰退，月经提前而至；或者是月经周期中不能形成 LH/FSH 高峰，不排卵，月经紊乱，导致月经先后无定期。

本病相当于西医学排卵型功能失调性子宫出血病的月经不规则。青春期初潮后 1 年内及更年期月经先后无定期者，如无其他证候，可不予治疗。月经先后无定期若伴有经量增多及经期紊乱，常可发展为崩漏。

三、中西合璧话治疗

此类患者以功能性疾病多见，因此治疗中调整月经周期是关键。西医学主要通过外源性激素调整月经周期，虽然一段时间内可以调节得较为规律，但很容易出现反复，既困扰患者也困扰医生。此外，激素使用后很多患者会出现诸多生理不适。现代中医妇科学对该病的治疗，一方面关注辨证论治，同时也会运用西医学的一些客观指标作为治疗的依据和参考，比如，基础体温的测定是最常用的一种方法，以此为依据，有针对性地指导中药的应用。因此，针对月经的不同时期进行辨证论治，有效地结合西医学的各种方法和手段，中西合璧，对月经先后无定期的调治才是有效的治本之法。

治疗篇

一、青春期月经先后无定期

医案：读研究生的苦恼

> 小琴生长在湖南的大山深处，作为"凤凰女"和乡村的佼佼者，6 年前作为村里近十年没有大学生的情况下，她成为大家的骄傲。但是到了北京上学后发现，她并不是什么"凤凰"，那么多比自己优秀的同学，又靓丽，又有钱，还好她可以跟大家拼学习，学习成绩一直名列前茅，但是社会活动不足仍然不会有人关注。大学毕业后她顺利地考上了研究生。研究生阶段的学习仍让她生活在自卑当中，期间曾经因为轻度抑郁去看过心理医生，近 1 年月经出现不调，或提前或推后，总是很乱。

小琴，23 岁，未婚，学生。

初诊：2014 年 2 月 20 日。

主诉：月经先后无定期近 1 年就诊。

现病史：患者既往月经规律，近 1 年来因为情绪较差伴随出现月经失调，月经周期 16 ～ 38 天，经期 7 天，经量时多时少、色黯黑、较黏稠，无血块及痛经，经前期时而乳胀，且情绪较差，白带量中、色偏黄。平素时而不明原因或急躁易怒，或抑郁悲伤，曾经找心理医生进行过心理辅导，现症状明显改善；食欲一般，大便时干时稀，睡眠多梦。

月经情况：LMP 2014 年 2 月 4 日，PMP 2014 年 1 月 17 日，PPMP 2014 年 12 月 2 日。曾经记录基础体温，显示双相变化，但杂乱无章。现 M17，基础体温未见双相变化。

B 超提示（M10）：子宫 4.2cm×4.2cm×5.3cm，内膜 1.0cm，双附件未见明显异常。

中医诊断：月经先后无定期。

辨证：肝郁肾虚。

处方：柴胡 10g，当归 15g，生白芍 12g，炒白术 12g，茯神 20g，法半夏 10g，竹茹 15g，黄芩 10g，桑寄生 15g，川续断 12g，合欢皮 20g，首乌藤 30g，远志 12g，山药 20g。7 剂，水煎服，每日两次，饭后温服。

医嘱：调畅情志，适当休息；月经第 2 ～ 4 天查性激素六项。

二诊（2 月 27 日）：药后 7 天，全身症状有所改善，情绪改善，查 BBT 体温双相 4 天，升高 0.4℃，前方加入泽兰 12g，川牛膝 15g，百合 12g。7 剂，服法同前。

服药 7 剂后，月经来潮，经色转红，经量中等，经期 7 天，无明显血块，自觉周身舒适，心情较好，大便亦能成形，睡眠改善。月经第 2 天检查性激素六项，指标均正常。之后依法调整 1 个月，月经仍 32 天一潮，因为放假，汤药服用不便，给予八珍益母丸和加味逍遥丸善后。新学期追访，告知月经情况已经好转，工作也已经有了着落，而且交了一个男友，心情大爽。

医案解读

小琴发生月经先后无定期的原因是什么

小琴争强好胜，加之大学中又有诸多不如意之处，因而肝气不疏，日久而致郁结。肝郁会影响气机的疏泄。肝木克脾土，肝郁气滞还会影响到脾，出现脾胃不和的相关症状，比如食欲一般、大便时干时稀等。肝气郁滞，郁而化热，热扰心神则出现心神不安、睡眠多梦等。肝肾同源，肝郁日久则会肾虚，影响冲任，造成冲任蓄溢失常，月经先后无定期就这样发生了。经量时多时少也反映了血海蓄溢失常，经色黯黑、较黏稠为肝肾不足，内热耗灼精血则色黑而黏。

BBT 和 B 超可以怎样辅助诊治

BBT 可以反映患者卵巢的黄体功能及是否排卵，对于小琴这种月经紊乱先后无定期的患者，监测 BBT 是比较好的判断病情和跟进治疗的方法。一方面监测基础体温简单易行，只要生活规律都可以选用；另一方面，在治疗的过程中通过基础体温可以判断是否排卵，从而调整药物。比如，排卵之前增加一些促排药，排卵之后补肾疏肝，维持体温在一定的高度、一定的时间；观察体温升高时间还可以适时进行活血调经，引导月经正常来潮。B 超检查一方面可以排除一些器质性疾病，如多囊卵巢综合征等；另一方面，还可以观察子宫内膜变化，防止子宫内膜过度增生出现无排卵性功血。性激素检查可以排除卵巢功能方面的问题。

这个病例的辨证思路是什么

"经贵如期"，小琴月经的周期发生紊乱，同时还伴有经量的异常，治疗时应该以调整月经周期为先。一诊时月经第17天，BBT尚未双相，故给予疏肝补肾治疗，选用逍遥丸加减。逍遥丸疏肝健脾，养血调经，方中半夏、竹茹、黄芩清热化痰；桑寄生、川续断补肝肾，通经络；合欢皮、首乌藤、远志解郁安神，其中首乌藤入心、肝经，可补养阴血，养心安神，既能调经，又可解郁。药后BBT升高4天，考虑月经前期，加入泽兰、牛膝、百合。泽兰性微温、味苦甘。《本草图解》说，泽兰芳香悦脾，可以快气，疏利调肝，可以行血流行营卫，畅达肤窍，为妇科调血之上剂。川牛膝引血下行；百合清心安神，药后月经如期而至，且经量及色均有所改善，再诊时因症状均有好转，故仍守前方，略事加减。后以八珍益母和加味逍遥善后，既疏肝解郁又补气养血，活血调经而竟全功。

二、育龄期月经先后无定期

医案：急脾气的小吉

小吉是个急脾气，用她妈妈的话说，"从小就这样"。14岁开始来月经，之后就没有规律过。因为没有其他不适，也就没有引起重视。1年前结婚，婚后小吉就着急当妈妈，因为闺蜜们都已经有了宝宝或者怀孕有喜。不成想事与愿违，1年过去了，一点儿动静也没有。这下小吉就更坐不住了。她四处看病，甚至江湖郎中也不放过，但都没有效果。后到正规医院一检查，才知道自己患上了多囊卵巢综合征。

小吉，27岁，职员。

初诊：2012年5月11日。

主诉：主因月经先后无定期伴未避孕未怀孕1年就诊。

现病史：14岁初潮，初潮后月经不规律至今。月经周期24～40天，经期7天，经量偏少，色暗红，有血块，经期少腹胀痛，腰痛。经前双乳胀痛，白带量多、色白，平时情绪较急，四肢怕冷，疲倦乏力，口干口渴。

月经情况：LMP 5月5～10日，PMP 4月13～19日，PPMP 3月1日。现M7。

B超提示：子宫大小4.6cm×4.1cm×3.4cm，内膜0.6cm，左卵巢5.2cm×2.1cm，右卵巢4.7cm×2.1cm，两侧卵巢一个切面均有大于12个卵泡，最大0.7cm。

舌脉：舌质红，边尖尤甚，脉象细软。

中医诊断：月经先后无定期。

辨证：脾气弱，肝气逆，肾阴虚。

治法：健脾疏肝益肾，佐以化瘀止血。

处方：党参12g，茯苓12g，炒白术12g，桑寄生15g，川续断12g，菟丝子20g，巴戟天6g，鸡血藤20g，丝瓜络12g，香附10g，郁金10g，桂枝10g，苍术10g，黄柏10g。14剂，水煎服，每日两次，饭后温服。

医嘱：服药期间工具避孕；记录BBT；月经第2～4天性激素六项检查；调畅情志。

二诊（2012年5月25日）：药后两周，乏力及怕冷较前改善，白带量中、本周时有拉丝，BBT呈双相改变，体温升高3天，考虑已经排卵，食纳可，二便调，睡眠佳。舌质淡红、边尖尤甚，脉象弦细。仍从前法，以疏肝理气、温肾调经为法。

处方：党参12g，茯苓12g，炒白术12g，桑寄生15g，川续断12g，菟丝子20g，巴戟天6g，仙灵脾12g，香附10g，郁金10g，川牛膝15g，当归15g，赤芍10g，白芍10g，炒栀子10g，黄芩6g。14剂，水煎服，每日两次，饭后温服。

服该方10天后月经来潮，经期6天，经量、色正常，无血块及痛经。

月经期查性激素六项提示：FSH 5.7mIU/mL，LH 4.7mIU/mL，E_2 119pg/mL，T 0.29pg/mL，P 0.34pg/mL，PRL 45.61pg/mL。

依前法调整月经周期，监测排卵，观察基础体温变化，3次月经周期正常后，备孕。后顺利怀孕，并诞下一个男宝宝。

医案解读

小吉为什么会出现月经不调

小吉平时情绪较急，导致肝之疏泄失常。肝藏血，主疏泄，性喜条达。"女子以肝为先天"，女子生理功能之经、孕、胎、产、乳皆以血为本，以气为用，血的生成及功用虽涉及心、肝、脾、肾，却以肝藏血最为重要。肝体阴而用阳，肝脉与冲任相通，肝血充盛有余，方可注入冲脉，使冲脉盛实，从而发挥正常排卵功能。

小吉四肢怕冷，肝郁于内，故阳气不能达于四末；疲倦之力乃脾阳虚之虚寒之象。因肝主藏血，脾主统血。肝脾不调，则失其藏统之司；肝脾协调，则经候自能复常。脾之运化功能不能如常，则会出现湿浊内蕴，阻滞经络，不通则出现不能排卵的卵巢多囊样改变。治疗上以疏肝调畅气血、健脾补肾调月经为法，最终使月经按期而至，卵子顺利排出而受孕。

小吉的月经不调为什么会导致不易怀孕呢

中医学认为，受孕的关键时期即"的候"期，经间期血海持续渐长，在阴血达到充盛状态时为重阴转阳、阴盛阳动之际，绲缊乐育之时。小吉性情急躁，肝气不疏，"情怀不畅，则冲任不充，冲任不充则胎孕不受"。小吉因经血不调，肝体阴不得濡养，故而不受孕。加之来自家庭及社会的压力，使她出现抑郁、焦虑、空虚等负面情绪，肝气郁结，气机不畅，冲任阻滞，就更不易受胎。加上小吉素体阳虚，寒湿阻滞胞脉，作用于冲任，使卵子发育不良及功能异常。排卵有赖于肝的疏泄功能正常，若胞脉阻滞，不能形成优质卵泡，且排卵异常，则不能触发绲缊乐育之时故而不易怀孕。

小吉月经不调的辨证思路是什么

小吉月经出现先后无定期，为肝气横逆，影响到肾，导致肾阴虚，治疗用香附、郁金疏肝解郁；桑寄生、川续断、菟丝子、巴戟天补肾温阳；党参、茯苓、炒白术健脾和胃。肾阳能振发脾阳，脾又将水谷精微之气源源不断地补充于肾，脾肾功能正常则气血相互化生，血海充盈则月事能应期而至。鸡血藤、丝瓜络、桂枝活血通络，促排卵；苍术、黄柏清下焦之湿热。经前再加川牛膝、当归、赤芍养血活血，引血下行；加入炒栀子、黄芩清虚热，使经量有所增加。复诊时激素检查正常，结合BBT，按照月经周期调整用药，最后月经渐调，周期改善，BBT双相，血自循经，后自然怀孕，收桴鼓之效。

三、围绝经期月经先后无定期

医案:"女魔头"也有烦恼

严女士是一位会计师,一直以来身体特别好。加之身材、容貌也好,在外人眼中傲气十足,总是对别人生病不能理解。她姓严,管起人来也很严,对她的手下也是严厉苛刻,身体不适在她的眼里就是"装的",简直就是一个"女魔头"。从去年开始,严女士发现自己也出现了一些状况,自认为妇科方面肯定不会有问题的她开始月经不调,有时候提前,有时候推后。另外就是时不时就会出现不明原因的生气,而且还会满脸通红,头上冒汗。手下本来就怕她,这回就更是战战兢兢,私下里大家都说严总"更了"。

严女士,50 岁,已婚,已育,会计师。

初诊:2013 年 4 月 21 日。

主诉:主因月经先后无定期伴烘热近 1 年就诊。

现病史:既往月经规律,1 年前月经失调,周期 20～60 天,经期 5 天,经量中等、色暗红,血块较少,经前期无明显不适。白带量少、时而干涩。近 1 年来时时烘热汗出,口干口渴,因长期伏案,时而肩颈不适,并感体力不支,疲倦乏力,五心烦热及盗汗。食纳可,食后时有腹胀,大便稍秘结,睡眠尚可。

月经情况:LMP 4 月 1 日,PMP 3 月 10 日,PPMP 1 月 20 日。

B 超提示:子宫 4.5cm×4.0cm×4.9cm,内膜 0.7cm,双侧附件未见异常。

舌脉：舌质暗红，苔薄白，脉细数。

中医诊断：月经先后无定期。

辨证：肝肾阴虚。

处方：生地黄20g，熟地黄20g，地骨皮15g，生山药20g，山茱萸20g，补骨脂15g，肉苁蓉20g，桑枝15g，丹皮12g，枸杞子10g，菊花10g，党参12g，炒白术12g，茯苓15g，川牛膝15g，首乌藤30g，浮小麦30g，煅龙骨30g，煅牡蛎30g。14剂，水煎服，每日两次，饭后温服。

医嘱：调畅情志；月经第2～4天复查性激素六项。

二诊（5月4日）：药后诸症改善明显，烘热汗出明显减少，五心烦热改善，白带量较前增多，疲倦乏力减轻，食纳可，二便调，睡眠佳。

舌脉：舌质暗红，苔薄白，脉细滑。

治则：考虑近期月经来潮，加入活血通经之品。

处方：生地黄20g，地骨皮15g，生山药20g，山茱萸20g，补骨脂15g，肉苁蓉20g，枸杞子10g，菊花10g，党参12g，炒白术12g，茯苓15g，桑枝15g，丹皮12g，川牛膝15g，益母草12g，首乌藤30g，浮小麦30g。7剂，水煎服，每日两次，饭后温服。

服上方6剂后月经来潮，经量、色均正常，经期无不适。

月经期查性激素六项：FSH 25.7mIU/mL，LH 17.7mIU/mL，E_2 49pg/mL，T 0.09ng/mL，P 0.37ng/mL，PRL 45.61ng/mL。

考虑患者已经进入围绝经期，依上法调治3个月，诸症改善明显，月经调至50天左右来潮1次。

医案解读

严女士为什么会出现月经先后无定期

严女士年届五旬，天癸渐衰，肾精日趋不足，易致阴阳失调，冲任亏损。加之患者自视清高，性情急躁，肝气时而不疏。又因"经水出诸肾"，肾精不足，物质亏少，经水自然不能按期来潮。肾气的盛衰对五脏皆有影响，其中对肝的影响最大。因母病及子，精病及血，可致肝肾两虚，疏泄固藏失职。肝郁化火或肝肾阴虚都可出现阴虚内热，火旺则热迫血溢而致月经先期，最终导致月经先后无定期。

激素水平变化对于辨证如何参考

性激素六项可以了解卵巢功能状况。卵巢功能下降会出现血促性腺激素水平升高和雌激素水平降低，并伴有一系列不同程度的低雌激素症状，如潮热多汗、面部潮红、性欲低下等。严女士性激素六项中FSH升高、E_2下降，说明卵巢功能不足。因为她已经进入围绝经期，符合这个年龄的激素变化，就应顺应生理的规律，改善症状，调整月经，使其正常过渡到绝经期。

严女士的病辨证思路是什么

肾为先天之本，也为生殖之本、经血之源，是人体生长、发育、衰老的根源。严女士经期紊乱并伴有全身症状，其中烘热汗出、口干口渴、五心烦热、盗汗等症为肝肾阴虚、虚阳亢盛之状；腰腹作痛、血暗有块、舌暗边有瘀斑等又属血瘀之候。以上证属肝肾阴虚，血运不畅，统摄不利，肾精不足，耗阴动血，以致血海蓄溢失常，冲任失其常度，月事不能按时而下。在治疗上需气阴兼顾，滋补肝肾之阴，清理肝经之热，佐以化瘀。选用四物汤、两地汤以滋补阴血，并清虚热；四君子汤加减健脾益气，菊花、首乌藤、浮小麦清虚热，安神敛汗。药后患者肝调可以疏泄，肾强则肝有所养，故诸症改善。

严女士调治的目的是什么？一定要月经周期规律才行吗

严女士年龄"七七"，为围绝经期的月经先后无定期，性激素检查也支持这一诊断。卵巢功能已经下降，进一步应逐渐绝经，顺利渡过围绝经期。平稳进入绝经期是每一位老年女性的共同愿望。这个时期，因为激素水平紊乱会出现很多全身症状及不适，给女性的身心健康造成了巨大的影响。因此，这个时期的月经先后无定期治疗，在辨证的基础上不是要一定调整为正常的月经周期，而是要改善全身症状，让患者顺利绝经，同时避免围绝经期功血（崩漏）的发生。在调治的过程中改善其情志及饮食，逐渐将月经周期延长并规律是至关重要的。

调养篇

一、穴位辅助调理

（一）拔罐法

取穴：一组是八髎、膈俞、期门、关元；一组是三阴交、肝俞、脾俞、肾俞，两组交替使用。

方法：以留罐法治疗月经不调，每于经前 1 周治疗。月经来潮后停止，隔日治疗 1 次，留罐 10 ～ 15 分钟。

（二）刮痧法

取穴：背部取脾俞、肝俞、肾俞；腹部取关元、气海；下肢取足三里、三阴交、血海、地机；胁部取期门。

方法：每于经前 1 周治疗，月经来潮后停止，每穴刮 1 ～ 2 分钟。

二、食疗养生助治疗

（一）青春期月经先后无定期

1. 泽兰茶

原料：泽兰叶干品 10g，红茶 1g。

用法：上品共入杯中，沸水冲泡饮，每日数次，代茶饮。

功效：活血通经。适用于青春期血瘀型月经先后无定期。

2. 青皮山楂饮

原料：青皮 6g，山楂肉 9g，白糖 50g。

用法：每天水煎温服 1 ～ 2 次，月经前连服 3 ～ 4 天。

功效：行气化瘀。适用于青春期气滞血瘀型月经先后无定期的辅助食疗。

（二）育龄期月经先后无定期

1. 调经牛肉汁

原料：黄牛肉 1kg，益母草 100g，当归 60g，香附 15g，延胡索 20g。

用法：先将益母草、当归、香附、延胡索加水煎浓汁 30mL，弃渣。再将牛肉切成小块，入热油锅内加黄酒翻炒片刻，用文火慢炖 2 小时，至牛肉基本酥软时，倒入药汁，加白糖适量，继续用文火炖 1 小时，滤出牛肉汁，装瓶。于行经期开水冲服，每日 3 次，每次 1 匙。

功效：疏肝健脾，活血调经。适用于育龄期肝郁脾虚月经先后无定期。

2. 大枣炖血藤

原料：鸡血藤 10g，大枣 10 枚，加猪瘦肉 100g。

用法：鸡血藤、大枣煎汤煮水，用水炖猪瘦肉至糜，吃肉喝汤。

功效：养血活血。适用于育龄期血虚而瘀的月经先后无定期辅助食疗。

3. 糯米茯苓阿胶粥

原料：糯米 100g，茯苓 50g，阿胶 15g。

用法：糯米、茯苓同煮成粥，待熟时放入捣碎的阿胶，待阿胶烊化后，温食。

功效：健脾养血。适用于生育期，尤其是血虚型月经先后无定期。

4. 乌鸡参芪汤

原料：乌鸡肉 150g，党参、黄芪各 30g。

用法：将党参、黄芪煎煮成汤，滤去药渣，取汤。乌鸡洗净，入汤中，加调料清炖，熟后饮汤食肉。

功效：补气养血。适用于生育期，尤其是反复流产后月经先后无定期的辅助食疗。

（三）围绝经期月经先后无定期

韭菜炒羊肝

原料：韭菜 10g，羊肝 120g。

用法：加油和调料，旺火急炒，熟后即食。

功效：滋阴补阳。适用于围绝经期尤其是肝肾不足型月经先后无定期的辅助治疗。

心得篇

月经先后无定期从周期变化上来看属于月经周期紊乱，从特点来看本身就存在着矛盾，或前或后。因此，调治该病一方面要根据不同的年龄和不同的体质特征，而采取不同的治法；另一方面要根据月经的不同时期进行调治，这样才能使月经按规律而至，月月如期。

青春期女性治疗时要排除其他内分泌系统疾病，如甲状腺和胰岛功能异常，因为这类疾病也会引起月经的异常，治疗要针对病因中西医结合论治。如果没有上述问题，要进一步了解患者的排卵情况。如果是无排卵性月经失调，要在调整月经周期的同时加入促排卵中药，如鸡血藤、羌活、皂角刺等；如果为排卵性月经失调，往往病程比较短，与情志有关，是较容易治疗的，治以疏肝补肾为主，通过滋肾阴，蓄养阴精，使精血渐长，精血充盛，气血和调，则月经规律。

育龄期女性治疗时要先明确是否有生育要求。如果有生育要求调经时不能忘记观察基础体温，监测排卵。如果为排卵障碍，西药一般选用促排卵药克罗米芬等。这类药物可提高排卵率，但受孕率仅为30%～40%，同时发生黄素化未破裂卵泡综合征的概率较高。长期或大剂量使用会出现卵巢增大，甚至造成卵巢过度刺激综合征。长期药物促排卵还可导致卵巢早衰。因此，中药治疗具有更大的优势。如果患者无生育要求，则以调经为主，依症不同而施法。

围绝经期女性治疗要以止血为先，防止崩漏的发生。这个阶段往往月经先后无定期的病程较长，且虚中夹实，寒热并见，证候较为复杂，治疗时一定要辨证施治，不能只止不活，或只补不泻，随症加减方为要领。

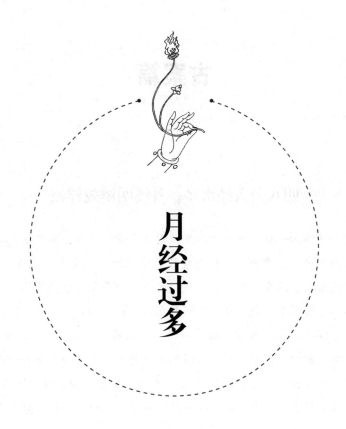

月经过多

月经过多是指月经周期正常，经量明显多于既往，亦称"经水过多"。

古案篇

四八夫人经水多，丹溪明辨效桴鼓

丹溪治一妇，年四十八岁，因有白带，口渴，月经多，初来血黑色，后来血淡，倦怠食少，脐上急。以白术一钱五分，红花豆大、陈皮、白芍各一钱，木通、枳壳各五分，黄芩、砂仁、炙甘草各三分，煎汤下保和丸三十粒、抑青丸三十粒。

震按：初来血黑，后来血淡，是本虚而标热也。来既多，又倦怠食少，虚象显然，何以不用补药？试观第四条女年十五之案（一女年十五，脉弦而大，不数，形肥。初夏时，倦怠，月经来时多。此禀受弱，气不足摄血也。以白术一钱五分，生芪、陈皮各一钱，人参五钱，炒柏三分），则此案治法似未尽善。或者此妇之脉弦大而数耶？下二案如黄浆，如黑豆汁，制方极当。(《古今医案按》)

白话解读

元代著名医学家朱丹溪（名震亨，字彦修，浙江人，因其故居有条美丽的小溪，名"丹溪"，学者遂尊之为"丹溪翁"或"丹溪先生"。其医术高明，临证治疗效如桴鼓，善用滋阴降火的方药，为"滋阴派"的创始人，"金元四大家"之一）曾经治疗一位48岁的女性，月经量很多，刚来时月经色黑，之后血色淡红，白带量多，色黄，同时伴有口渴，疲倦乏力，食欲不振，上腹部时有胀满不适。朱丹溪辨证之后开具的处方为：白术一钱五分，红花豆大，陈皮、白芍各一钱，木通、枳壳各五分，黄芩、砂仁、炙甘草各三分，同时嘱咐患者要用煎好的汤药送服保和丸三十粒，抑青丸三十粒。服后疗效显著。

俞震在按语中认为，该女性月经刚刚来时经血色黑，后来经血变淡，辨证应为本虚而标热也。月经量很多，同时存在疲倦乏力，食欲不振，这些明显的虚证表现，为什么不像下面这个医案一样用补药呢？一名15岁的女孩，因为月经量多就诊，因为正值初夏之时，患者体形肥胖，疲倦乏力，脉弦而大、不数。辨证认为这个女孩因为月经刚刚来潮不久，先天禀赋较弱，因为气虚而不能摄血导致月经过多。因此治疗用白术、生黄芪、陈皮、人参、炒柏这样的健脾益气药物收到了很好的疗效。同样都有虚证，是不是朱丹溪对这位48岁女性的治疗并不是非常完善呢？或者是这个患者的脉是弦大而数的实脉呢？下面两则医案白带色黄，月经就像黑豆汁，具有明显的热证，方药开具的也就非常得当了。

从上面这个医案可以看出，月经过多的治疗重要的是要辨证准确。同样月经量多，有虚有实，有寒有热，还有年龄的差异。如果仅仅凭症状辨证，就可能犯虚虚实实的错误。月经病一定要从月经的情况入手，首先看患者经期和周期是否规律，然后再看经量、色、质及伴随症的情况，最后结合全身临床表现及舌脉进行辨证方能够准确。上案中，48岁的女性辨为热证，因热迫血溢而致月经量多。虽然其有气虚的表现，但血热在前，是因出血多而导致气虚。其中指出另一则医案中15岁的女孩，是因为气虚不能摄血而出现月经量多，并没有热证，因此治疗也就有所不同。这进一步体现了中医治疗疾病的"同病异治"思想。

认识篇

一、古人如何看待月经过多

古人对月经过多称"经水过多"，早在《金匮要略》温经汤方中就有"月水来过多"的记载，直到清代，《傅青主女科》将经水过多作为一个病证加以论述。现代中医妇科认为，月经过多是指月经周期正常，但经量明显增多的病证。

（一）月经过多的"多"该如何判断呢

这个"多"，一方面是与正常的月经相比量明显增多。另外，也要有一个量的标准，就是月经出血超过 80mL，就可称为过多。那么超过 80mL 又是多少呢？我们怎样来测量呢？当然不能够直接测量，但是可以通过"月经失血图"（PBAC）进行间接判断，或者通过卫生巾的称量来估计出血量。

月经量多如果持续数月，患者还会出现贫血的临床表现和血液指标的变化，此外还会有这样的描述，如"只能用夜用卫生巾""顺着裤腿往下流""一来月经就头晕、心慌"等。

（二）月经过多的病机

月经过多的病机为虚、热、瘀。

1. 虚

虚主要以气虚为主。《女科证治准绳》指出："经水过多，为虚热，为气虚不能摄血。"《傅青主女科》又进一步描述了月经过多的全身症状，指出："妇人有经水过多，经后复行，面色萎黄，身体倦怠，而困乏愈甚者，人以为血热有余之故，谁知是血虚而不归经乎！"为什么会出现这种情况呢？因为气血同源，经量增多后，气随血脱。脾胃为气血生化之源，脾虚无力统摄血液，以致气血两虚，月经来潮时就会疲倦乏力，日久而面色萎黄。这时如果劳倦过度、外感六淫，还会致冲任不固，恶性循环，使得月经量多如注。少女因肾气未盛，冲任不固，更易导致月经过多，因此月经过多在青春期多有发生。育龄期女性往往合并一些器质性疾病。围绝经期女性肾气渐衰，天癸将绝，也会由于冲任不固而出现月经过多。久之可使气血俱虚，还可导致心脾两虚，或脾损及肾，致脾肾两虚。

2. 热

热主要以血热为主。《万氏妇人科》云："凡经水来太多者，不问肥瘦，皆属热也，四物加芩连汤主之。"指出阳盛则热是导致经量增多的主要原因。《证治准绳·女科》亦指出："若阳气乘阴，则血流散溢，经所谓天暑地热，经水沸溢，故令乍多。"因热而迫血外溢，使得经水量多，如果患者再感热邪或者心肝火旺，或喜食燥热之品就会进一步加重月经量多。

因此，月经量多主要以实热证为主。

3. 瘀

瘀可由于各种原因，如素本抑郁、恼怒过度、六淫侵袭、金刃损伤（放置节育环）或房事不节等引起的瘀血内阻。瘀血阻于冲任，新血不能归经，经血得不到制约，故经行量多，这时月经过多往往伴有血块。

二、西医如何认识月经过多

西医没有月经过多的病名，但是认为能够引起月经过多的疾病很多，包括排卵性功能失调性子宫出血、子宫肌瘤、子宫肥大症、盆腔炎、子宫内膜异位症等。总结起来，大致可以归纳为三类。

（一）器质性原因

1. 子宫肌瘤

尤其是生长在黏膜下的肌瘤可以增加子宫腔面积，生长在肌壁间的肌瘤会影响子宫收缩，从而导致月经过多。

2. 子宫腺肌症

由于子宫内膜生长到子宫肌层，随着月经的来潮，子宫肌层形成了许多内膜小岛，降低了子宫的肌壁张力和收缩力，从而导致子宫收缩不良使月经量增加。

3. 盆腔炎性疾病

由于炎性物质刺激使得盆腔血管扩张，导致子宫内膜不规则脱落、增生，使经量增多。其往往伴有经期延长。

（二）医源性原因

1. 放环

节育环作为异物刺激子宫内膜，使得其延迟剥脱，因而使月经出血量增加。

2. 口服抗凝药物

由于一些疾病使用抗凝药物，减少了血液中的凝血因子，造成出血时间延长，导致月经量过多，通常停药后月经可恢复正常。

（三）内分泌原因

1. 排卵性功血

一般见于中年及围绝经期妇由于下丘脑 – 垂体 – 卵巢轴的神经内分泌调控异常，出现周期性的月经过多。

2. 甲状腺疾病

甲低患者常常出现严重的月经量增多症状。

三、中西合璧话治疗

针对器质性病变引起的月经过多，西医学主要使用手术、抗炎、止血等方法治疗，常见问题包括：手术治疗有时会出现复发，从而进一步增加患者痛苦。抗炎止血治疗也并非治本之策，故临床中西医大夫通常也会选择一些中成药辅助治疗。中医学将辨证与辨病相结合，针对需要手术的患者鼓励其尽早手术缓解病痛，同时通过辨证，使用中药防止其复发。针对炎症性月经过多，中医会在辨证的基础上通过中药治疗改善患者的盆腔环境。更重要的是，中医会根据月经的不同时期进行施治，进一步调整气血，使月经按期而至，至之有节。基于辨证与辨病相结合的原则，对过多出血，中医在使用西药改善患者贫血的同时，从月经过多发生机制出发，辨证治本，应用古方加减治疗，对功能性痛经疗效显著。对于器质性痛经，这种方法也有缓解症状之效，必要时辅以西医治疗，既能减轻西药的副作用，又能增强疗效。

治疗篇

尽管月经过多的中西医病机不一样，但治疗要本着中西合参的原则方能收到良好的疗效。西医的许多疾病都会引起月经过多，临床中首先要明确月经过多发生的原因，如果是医源性的，只要停止刺激就可以治愈。如果是器质性的要针对不同的疾病采用不同的治疗方法。同时，针对不同年龄段的患者进行辨证，选择不同的中药治疗，方能收到良好的疗效。

一、青春期月经过多

医案一：月经给小女孩带来的烦恼

小美从小就比同龄的孩子长得高，10 岁刚过乳房就开始发育，之后就来了月经。这让还是小学生的她总是觉得特别尴尬。开始月经不太规律，量也时多时少，可近 3 个多月月经量变得特别多，经常会把裤子弄脏。因此，每逢月经来潮害羞的小美都不想上学，性格也变得越来越内向。妈妈特别着急，于是带她到医院看病。

小美，12 岁，学生。

初诊：2014 年 7 月 2 日。

主诉：月经量多 3 个多月就诊。

现病史：患者 10 岁月经来潮，3 个月前月经开始规律，每月一行，量多，色暗红，伴疲倦乏力，心烦，手脚心发热。

月经情况：LMP 6 月 26 日。

舌脉：舌质偏红，苔薄黄，脉滑数。

中医诊断：月经量多。

辨证：肾虚肝旺。

处方：生地黄 20g，地骨皮 18g，丹皮 12g，麦冬 10g，女贞子 20g，旱莲草 12g，阿胶 10g，白茅根 15g，太子参 20g，黄精 15g，炒白术 12g。14 剂，水煎服，每日两次，饭后温服。

二诊（7 月 16 日）：服上方两周后心烦及手脚心发热症状有所减轻，白带量中、色白，现值经前期。

舌脉：舌质偏红、边尖红甚，苔薄白，脉滑数。

处方：地黄炭 20g，地骨皮 18g，丹皮 12g，麦冬 10g，女贞子 20g，茜草炭 10g，阿胶 10g，白茅根 15g。14 剂，水煎服，每日两次，饭后温服。

药后月经量明显减少，接近正常月经量，全身不适症状已除。之后按照月经后期、排卵期、月经前期调整月经周期。经过 3 个月经周期的调整，月经周期规律，经量正常。

医案解读

小美为什么会出现月经过多

小美发育较早，也就是"天癸至"的时间较早。天癸是肾中所藏的精微物质。如果肾阳偏亢，阳热就会扰动冲任，出现月经量多。西医学认为，这主要是月经周期尚未建立，下丘脑－垂体－卵巢轴尚未完善所致。

初潮早是怎么回事

初潮有早晚，一般认为与遗传有很大关系。如母亲初潮早，女儿也会偏早；母亲初潮晚，女儿也可能偏晚。但这并不是绝对的，它还会受其他因素影响。一般认为，生活水平较高、营养和健康状况良好的女孩子不仅体格生长较快，而且月经初潮时间也会提前。《黄帝内经》指出："二七而天癸至，任脉通，太冲脉盛，月事以时下，故有子。"指出女子初潮的年龄是14岁左右。当然，随着人们物质生活水平的不断提高，尤其营养状况的明显改善，儿童生长发育较快已在多项指标中有所体现。现在女孩的初潮时间都相对提前，一般12岁左右为正常。如果10岁以下就有月经来潮，则为初潮过早。遇到这种情况，不要惊慌失措，家长一定要做到适时引导，讲授有关青春期的生理知识，使其懂得月经初潮是身体发育的必然，是进入青春期的标志，不必忧心忡忡。同时，初潮时应避免参加剧烈的体育运动，如长距离骑车和跑步等，以免过度疲劳导致抵抗力下降，诱发月经不调等。

中医治疗思路是什么

因为有热，治疗以清热为主，卵泡期选用两地汤合二至丸加减。方中地黄炭、地骨皮、丹皮、麦冬清热滋阴，抑制过亢的阳气；女贞子、旱莲草滋养肾阴，以调整月经周期；阿胶、白茅根清血中之热，同时养血止血；太子参、炒白术健脾益气，生津以养气血，缓解气血不足之象。这里要注意，女子在天癸刚至之时，尽管有热，也不能过用苦寒直折之品，以免损伤阳气。

医案二：为体育达标付出的代价

小肖是个高中生，因为从小体质较差，体育课一直是她最头疼的一门课程，但不服输的小肖暗下决心，一定要努力让体育达标。高三那年，为了跑800m，小肖每天坚持锻炼，来月经也不停止，每次运动完肺都像炸了一样。练了两个月之后，成绩确实有所提高，但是月经量却变得越来越多。后来她经期不敢练了，可是月经仍然很多，还伴有头晕目眩，气短乏力，上课注意力也不集中，运动也只好停了下来，但月经量多却一直持续到上大学之后。

小肖，19岁，未婚。

初诊：2014年5月6日。

主诉：主因月经量多两年就诊。

现病史：初潮年龄13岁，开始月经规律，经量正常，后因为剧烈运动导致月经量多，月经周期30～45天，经期5～6天，经色暗红、有血块，无痛经，曾因经量多而致贫血，也曾服过止血药。近期因月经过多致重度贫血到医院就诊。血红蛋白（Hb）40g/L，已排除其他血液系统疾病，诊为缺铁性贫血。经输血治疗后，近期Hb70～80g/L。平时疲倦，乏力，记忆力减退，无头晕心慌，时有五心烦热，食欲可，二便调，睡眠佳。

月经情况：LMP 2014年4月21日。

B超：自述正常。

舌脉：舌质红，苔薄黄，脉细弦。

中医诊断：月经过多。

辨证：脾肾两虚，气不摄血。

处方：党参10g，炙黄芪20g，炒白术10g，茯苓12g，陈皮6g，柴胡5g，升麻5g，当归10g，桑寄生12g，川续断12g，芥穗炭3g，阿胶珠10g，白茅根15g，生地黄15g，地骨皮15g，麦冬10g，益母草10g，炙甘草5g。15剂，水煎服，每日两次，饭后温服。

二诊（5月21日）：服前方15剂后疲倦乏力明显减轻，同时服用妈富隆调经。现正值经前期。

舌脉：舌质红，苔薄黄，脉细。

处方：党参10g，炙黄芪30g，炒白术10g，茯苓12g，陈皮6g，柴胡5g，升麻5g，当归10g，桑寄生12g，川续断12g，芥穗炭3g，阿胶珠10g，白茅根15g，生地黄15g，地骨皮15g，麦冬10g，益母草10g，炙甘草5g。7剂，水煎服，每日两次，饭后温服。

药后月经28天来潮，量中等，色暗红，无明显血块，伴轻度痛经。之后按照卵泡期益气养血，温中散寒，配合妈富隆继续调整共计3个月经周期后，停用西药，中药巩固1个月经周期，后月经规律，经量正常，患者精神状态良好，血红蛋白恢复正常。

医案解读

小肖为什么过度劳累后会出现月经量多

小肖因为天癸刚至，肾气未充，经期气血不足，又过度运动，劳则耗气，而致气虚不能摄血，出现冲任不固，月经量多，伴有疲倦乏力。西医学认为，小肖为青春期功血，该病为下丘脑－垂体－卵巢轴（HPO）发育尚未成熟，LH脉冲难以形成而无排卵、孕激素缺乏所造成。

月经量多西医如何治疗

西医学认为，经期剧烈运动会引起腹内压增加，使腹部震动剧烈，时间长了则可引起月经不调，以及痛经、经期流血过多或子宫位置的改变。经期剧烈运动会抑制下丘脑功能，造成内分泌系统功能异常，影响体内性激素的正常水平，从而干扰正常月经的形成和周期，就像小肖一样出现月经过多的病证。

为什么要服妈富隆？这是一种什么药

西医针对青春期功血，治疗一般首选激素止血，同时纠正贫血，预防感染，之后调整月经周期及促排卵。妈富隆作为激素被广泛应用于青春期宫血的治疗，该药是一种避孕药，含有低剂量的雌激素及独特的孕激素成分，可以用于青春期功血止血的治疗。该药见效较快，且减量方法容易掌握，不良反应小，易被少女及家长接受，对月经周期具有良性调控作用。但妈富隆应用后还需要进一步调整月经周期，小肖停药后再次出现月经过多，故寻求中医调治。

中西医结合的辨证思路是什么

青春期月经过多的治疗应健脾补肾，益气摄血，方用补中益气汤补益中气；加入桑寄生、川续断补肾固冲；白茅根、生地黄、地骨皮、麦冬滋阴凉血，清利血中虚热；阿胶珠、芥穗炭、益母草养血活血，化瘀止血，补中有活，使血行不滞，其中益母草有促进子宫收缩、增强机体免疫力的作用，可以通过收缩子宫而止血。中药配合妈富隆治疗，可以减轻妈富隆的副作用，同时调动内源性激素的分泌和调整正常的月经周期，中西合璧故收效显著。

二、育龄期月经过多

医案一：为了工作而流产，月经不调增烦恼

> 小敏是一个农村姑娘，在北京一个中档酒店做服务员。为了努力工作能够有更好的发展，刚刚结婚就怀孕的她怕领导知道影响她的工作，毅然选择做了人流手术。术后也没有请假就又继续工作了。那次流产出血特别多，而且很长时间不止。之后每次月经出血量都特别多，而且还有痛经。一次正逢经期，她在工作中都晕倒了。

小敏，23 岁，服务员。

初诊：2013 年 5 月 11 日。

主诉：月经量多伴痛经数月就诊。

现病史：3 个月前孕 40 余天行人工流产术，术后出现月经量多，色暗红，有大量血块，伴痛经，疲倦乏力，腰膝酸软，怕冷，以小腹怕冷为剧。白带平素量多、色白、无味。时而心悸，食欲较差，大便时不成形，睡眠可。面色萎黄，身体瘦弱，神情倦怠，四肢怕冷。

月经情况：月经周期 26～28 天，经期 7 天，LMP 5 月 4 日。

舌脉：舌质偏淡，苔薄白，脉细滑而数。

B 超：子宫 4.7cm×4.4cm×3.3cm，内膜 0.8cm，左卵巢 2.8cm，右卵巢 3.0cm，盆腔积液 0.8cm。

实验室检查：血红蛋白 88g/L。

中医诊断：月经过多。

辨证：脾肾两虚，湿浊内蕴。

处方：党参 15g，炒白术 12g，茯苓 15g，炮姜 10g，桑寄生 15g，川续断 15g，桂枝 10g，炒白芍 10g，当归 15g，熟地黄 20g，生地黄 20g，乌药 10g，阿胶 10g，忍冬藤 10g。14 剂，水煎服，每日两次，饭后温服。

医嘱：嘱服速力菲；禁食辛辣刺激性食物；禁止剧烈运动。

二诊（5 月 26 日）：服药半个月后，诸症明显改善，下腹部仍时时坠痛。上方基础上增加桑枝 15g，丹参 15g。7 剂，服法同前。

服药 1 周，至月经前期，患者疲倦乏力明显改善，小腹怕冷已除，白带量较前减少，食欲佳，大便成形，睡眠佳。复查血红蛋白 106g/L。

舌脉：舌质淡红，苔薄白，脉滑略数较前有力。

处方：党参 15g，炒白术 12g，茯苓 15g，炮姜 10g，炒蒲黄 10g，五灵脂 10g，延胡索 10g，制乳香 10g，制没药 10g，桑枝 15g，桑寄生 15g，川续断 15g，阿胶 10g。14 剂，水煎服，每日两次，饭后温服。

药后月经量较前明显减少，已经趋于正常，经期腰酸减轻，无痛经及恶心呕吐、腹泻等症状，经期 5 天，无血块。经后继前法调理两个月经周期后痊愈。

医案解读

小敏为什么流产后会出现月经量多

小敏初次怀孕，流产后未加调养，体虚又加劳倦，耗气伤血而致气不摄血；再加上流产为金刃所伤，必有瘀血阻滞，血不归经而出血。另外，流产后未加调摄而有感染，导致湿瘀互结于下，出现湿瘀化热，热迫血溢，而引起月经过多。西医学认为，流产后感染可导致子宫内膜炎，内膜脱落不全是造成月经出血量多的主要原因。

子宫内膜炎是一种什么疾病

子宫内膜炎是各种原因引起的子宫内膜结构发生炎性改变的一种疾病。细菌可沿阴道、宫颈上行或沿输卵管下行及经淋巴系统到达子宫内膜。通常宫腔有良好的引流条件及周期性内膜剥脱，可使炎症极少有机会长期停留于子宫内膜，但如果急性期炎症治疗不彻底，或经常存在感染源，则炎症会反复发作，严重者可影响子宫肌层，成为子宫肌炎。子宫内膜炎可分为急性子宫内膜炎和慢性子宫内膜炎。慢性子宫内膜炎常与慢性宫颈炎、慢性输卵管炎同时存在，是导致流产的最常见原因。人工流产是引起子宫内膜炎发病的原因之一。

小敏的病辨证思路是什么

小敏刮宫术后冲任损伤，瘀阻胞宫，致使月经量多、有块，腹痛。来诊时正值经后期，用药宜避寒凉，以免凉过经血。方中党参、炒白术、茯苓、桑寄生、川续断健脾益气，补肾固本；当归、熟地黄、生地黄、阿胶养血以滋化源；桂枝、炒白芍调和营卫以固表；炮姜、乌药温中散寒以化瘀；加入忍冬藤解毒祛湿，改善盆腔环境。药后全身诸症改善，加入桑枝、丹参以化瘀通络，改善盆腔炎性症状。月经前期，为防止月经量增大加入了炒蒲黄、五灵脂、乳香、没药化瘀止血止痛；茜草炭、炮姜化瘀止血，改善月经量。经治后症状明显改善，调理两个月而痊愈。

中西药联合应用为什么会收效显著

本例使用速力菲结合中药治疗月经过多。速力菲为琥珀酸亚铁片，主要用于缺铁性贫血，是临床上常用的预防和治疗贫血的药物，效果较好。结合中药治疗，可以快速改善贫血症状，使中药疗效能够快速发挥。因此，针对月经过多查明原因后中西医结合治疗会取得更好的疗效。

医案二：这么小的肌瘤也需要手术吗

> 金女士是公司的主管，工作认真负责，但就是爱生气。两年前发现月经量比以前增多，因为工作忙，也没有引起重视。后来体检发现子宫有个小肌瘤，因为许多同事也发现有，这让她觉得也很正常。一次正值月经期她又生气了，结果出血特别多，差点晕过去。同事把她送到医院，医生诊断说是因为肌瘤引起的月经过多，需要月经后手术治疗。

金女士，33岁，职员。

初诊：2014年4月5日。

主诉：月经量多两年就诊。

现病史：两年前不明原因出现月经量增多，后日趋增多。体检发现子宫黏膜下肌瘤，月经量多，色暗红，血块多，轻度痛经，经前期乳房胀痛明显，白带时而色黄、量偏多。平素疲倦乏力，腰酸腰痛、经期更甚，胸胁满闷，时常叹息，易生气，面色较暗，两侧面颊黄褐斑。食纳可，食后腹胀，二便调，睡眠佳。

舌脉：舌质暗红、边有瘀点，苔薄黄，脉细滑无力。

月经情况：月经周期规律，经期7天，LMP 3月27日。

B超：子宫4.8cm×5.4cm×4.3cm，可见一个3cm×3.5cm大小的肿物，内膜0.8cm，左卵巢2.9cm×2.8cm，右卵巢

3.0cm×3.2cm，考虑为子宫黏膜下肌瘤。

实验室检查：血红蛋白 106g/L。

中医诊断：月经过多。

辨证：气滞血瘀。

处方：党参 15g，茯苓 12g，炒白术 12g，桂枝 10g，生牡蛎 30g，夏枯草 15g，浙贝母 10g，三七粉 6g，香附 10g，郁金 10g，枳实 10g，桑寄生 15g，川续断 12g。14 剂，水煎服，每日两次，饭后温服。

医嘱：下次月经后行宫腔镜子宫肌瘤摘除术；禁食豆类、蜂王浆及阿胶等食品；调畅情志，少生气。

二诊（4 月 19 日）：药后精神状态改善，因正值经前期，前方加入化瘀止血之品。

处方：党参 15g，茯苓 12g，炒白术 12g，桂枝 10g，生牡蛎 30g，夏枯草 15g，浙贝母 10g，三七粉 6g，香附 10g，郁金 10g，蒲黄炭 10g，侧柏炭 10g。7 剂，水煎服，每日两次，饭后温服。

药后 6 天月经来潮，经量较前明显减少，血块不多，色暗红，无痛经等不适。经后患者入院行肌瘤摘除术，术后一般情况好，又经中药调理月余，情绪改善，月经恢复正常。

医案解读

金女士的月经量多是怎么回事

金女士平素爱生气，由于气滞血瘀，阻于冲任形成癥瘕积聚，聚于胞宫则出现月经量多，色暗而有血块；肝气不疏则经前期乳胀，胸膈满闷不舒，善太息；肝郁太过乘脾，则食后腹胀，疲倦乏力；舌质暗红、有瘀点，苔薄黄为肝郁气滞、气郁化火的特征。B超提示黏膜下子宫肌瘤，故影响了月经。

子宫黏膜下肌瘤是一种什么病

子宫黏膜下肌瘤是最常见的妇科肿瘤之一，属于子宫肌瘤的一种，是凸向子宫腔内生长的子宫肌瘤，多见于 30～50 岁的女性，目前有年轻化趋势，发病率在 20%～40%。子宫黏膜下肌瘤的病因并不清楚，由于肌瘤凸向子宫腔，肌瘤表面覆盖着子宫内膜，因而增加了子宫内膜面积，引起经量增多，经期延长。若患者长期月经过多还可导致贫血，出现全身乏力、面色苍白、气短、心慌等症状。如果肌瘤引致出血过多，甚至发生贫血应该及早手术治疗。

金女士的病是如何辨证的

治疗以益气活血化瘀为主，方中党参、茯苓、炒白术补气健脾以固本；桂枝、生牡蛎、夏枯草、浙贝母通络软坚散结以消癥；香附、郁金、枳实疏肝解郁理气；桑寄生、川续断补肾以固冲任；加入三七粉活血化瘀。药后患者症状改善明显，在经前期加入蒲黄炭、侧柏炭化瘀止血，以减少月经量。

中西医结合收效显著的原因何在

因为黏膜下肌瘤月经量多症状明显，消除肌瘤对改善月经至关重要。患者的子宫肌瘤为 3cm×3.5cm，中药消瘤会比较困难，故要求其手术治疗。术前治以扶正补虚，活血化瘀，以改善盆腔环境、症状及身体状态，为手术及术后恢复做准备。黏膜下子宫肌瘤剔除术一般采用宫腔镜治疗，手术方法较为简单，损伤也比较小，患者易于接受，但缺点是术后容易复发，因此术后需用中药进一步调治，既扶正补虚，还可预防复发。中西医结合取得了良好的治疗效果。

医案三：读研究生压力好大呀！怎么月经还越来越多了

　　冯女士是江西一个县城的公务员，为了提升自己的能力，虽然已经是 2 岁孩子的母亲，仍努力考上了北京一所名校的研究生，把孩子扔给了丈夫和自己的母亲，自己只身到北京来读书。习惯了县城公务员安逸的生活，到了北京读书发现压力好大。为了能够顺利毕业，每天晚上她都要学习得很晚，再加上孩子在家生病，这让她思子心切。半年多后，全身都出现了不适，月经也不正常了。

　　冯女士，29 岁，已婚，已育，在读研究生。

　　初诊：2013 年 11 月 7 日。

　　主诉：主因月经量多 3 月余就诊。

　　现病史：患者月经周期正常，月经周期 26～28 天，经期 5～6 天，G2P1，药物流产 1 次，未带环，因研究生学习紧张，药流后未休养，后出现月经量多，月经色红，量多。月经第 2 天，1 小时日用卫生巾浸湿 4/5，时有血块，无明显痛经。经前时而乳胀，经后伴腰酸腰痛，疲倦乏力，五心烦热，口干口渴，心烦失眠，两目干涩，白带量中，色微黄。

　　月经情况：LMP 10 月 15 日。现 M23。

　　B 超检查未见明显异常。

　　舌脉：舌质偏红，苔白略干，脉弦细而无力。

　　辨证：肝肾阴虚。

　　处方：当归 15g，白芍 12g，生地黄 20g，熟地黄 20g，地骨皮 18g，元参 15g，党参 10g，茯苓 15g，山茱萸 20g，黄芩炭 10g，白茅根 12g，首乌藤 20g，远志 10g。7 剂，水煎服，每日两次，饭后温服。

因本次正值月经前期，治以滋补肝肾之阴，同时清虚热而凉血止血。

医嘱：调畅情志，舒缓压力；少食辛辣动血之品，建议银耳莲子羹炖服以作食疗；下次月经第 2 ~ 4 天检查性激素六项。

二诊（11 月 14 日）：服前方后月经于 11 月 12 日来潮，本次月经周期 25 天，现月经第 3 天，经量较前减少，第 2 日两小时卫生巾一换，浸湿 2/3，经期腰酸腰痛减轻，有少许血块，夜间时有五心烦热，口干口渴。

舌脉：舌质暗红，苔薄白略干，脉滑略数。

治则：患者经补肝肾滋阴及凉血止血后病情得到改善，现正值经后期，应以调经为本，嘱月经第 5 天始服下方。

处方：生地黄 20g，熟地黄 20g，地骨皮 18g，元参 15g，党参 10g，茯苓 15g，山茱萸 20g，北沙参 15g，黄芩 10g，丹皮 12g，香附 10g，郁金 10g，首乌藤 20g，远志 12g，野菊花 10g。14 剂，水煎服，每日两次，饭后温服。

三诊（12 月 4 日）：两周后诸症明显改善，且经后腰酸腰痛、疲倦乏力已除，现时而乳胀，食纳可，二便调，睡眠佳。

舌脉：舌质淡红，苔薄白，脉弦略数。

处方：生地黄 20g，熟地黄 20g，地骨皮 18g，元参 15g，党参 10g，茯苓 15g，桑寄生 12g，川续断 12g，生蒲黄 10g，路路通 10g，黄芩 10g，香附 10g，郁金 10g，首乌藤 20g，远志 12g，野菊花 10g。7 剂，水煎服，每日两次，饭后温服。

药后月经 12 月 11 日来潮，经量减少如初，无血块及痛经，周身诸症明显减轻。依前法调治 3 个月经周期均正常。

冯女士为什么会出现月经过多

冯女士为育龄期女性，且正读研究生，因流产损伤冲任，瘀阻胞宫，现又耗伤心血，肝肾阴虚并有肝郁化火，热迫血溢而月经过多，因瘀血阻络故时有血块；肝肾阴虚，虚热上扰，故五心烦热；阴虚津伤则口干口渴，虚热扰心则心烦失眠；肝开窍于目，阴虚目失所养故两目干涩；肝气不疏故经前乳胀，肾虚而致经后腰酸腰痛；舌红、苔白略干为阴虚伤津之候。从西医角度，并未查出器质性病变，月经周期正常，考虑流产后出现月经量多，此为排卵性月经过多。

冯女士的病治疗思路是什么

治以补肝肾之阴，疏肝清热，方用滋水清肝饮加减。月经前滋阴清肝热以止血，方中生熟地黄、山茱萸滋补肾阴，清虚热；当归、元参、白芍养血柔肝；党参、茯苓健脾益气；黄芩炭、白茅根清热凉血止血；首乌藤、远志解郁安神。药后月经量减少，月经后给予滋肾养阴，清肝泄热治疗，经过治疗后患者月经恢复如前。

三、围绝经期月经过多

医案：更年期不仅仅是出汗，还有可怕的出血

乔女士是一位十分爱交际的女人，从年轻开始就经常四处跳舞，近一年来，每次跳舞都会突然间全身发热，然后就是大量出汗，经常会把舞伴吓一跳。她倒是很不在乎解释："我要更了。"乔女士觉得更年期都会这样，没想到，近期她的月经又出现了异常，出血特别多，每次都能把褥子弄脏。到医院一检查，医生说是子宫内膜太厚，让她做诊刮术。乔女士觉得很不安，更年期出汗倒也罢了，怎么还要刮宫呢？

乔女士，50 岁，职员。

初诊：2014 年 6 月 12 日。

主诉：月经量多伴先期半年余就诊。

现病史：既往月经规律，近半年出现月经先期，19～24 天一行，月经量多、色红，日间需用夜用卫生巾，2 小时能够浸透，伴血块及膜样组织，以及头晕目眩，口干口渴，神疲乏力，时而烘热汗出，食纳可，二便调，睡眠一般，时而入睡困难及盗汗。

舌脉：舌质红，苔少而略黄，脉细而弦。

月经情况：LMP 2014 年 6 月 2 日，PMP 2014 年 5 月 12 日。

B 超：子宫正常大小，内膜 1.4cm，双附件正常。

中医诊断：月经过多。

辨证：血虚肝旺，虚热内扰。

处方：生地黄 20g，女贞子 20g，旱莲草 12g，白芍 10g，墨旱莲 9g，益母草 9g，牡丹皮 9g，黄芩 5g，生牡蛎 20g，夏枯草 12g，太子参 30g，三七粉 6g，地骨皮 15g。14 剂，水煎服，每日两次，饭后温服。

二诊（6 月 26 日）：药后诸症改善，出血量明显减少，未行诊刮术。经过两个月的治疗，月经基本按月来潮，经量明显减少，复查 B 超，内膜恢复正常。患者精神振作，随访 1 年，之后闭经。

医案解读

乔女士月经过多的原因是什么

乔女士年届"七七"，肾气渐衰。《素问·上古天真论》云："女子七七任脉虚，太冲脉衰少，天癸竭，地道不通，故形坏而无子也。"月事仍潮，并有先期，说明月经已不规律。由于平素易着急生气，肝郁化热，热扰冲任，加之肾阴不足，阴虚火旺，两者相合则热迫血溢而月经过多；因气滞血瘀阻于胞宫而经血中内膜较多。西医诊断为子宫内膜过厚，认为是下丘脑－垂体－卵巢轴功能异常，不能正常排卵而雌激素相对较多，内膜呈增生期变化，没有孕激素对抗，导致无排卵性月经过多，如果不及时治疗有可能发展成崩漏。

正常的子宫内膜有多厚

子宫内膜的厚度在月经周期的不同时期是不一样的，建议最好在月经干净后 3 天做一个阴道 B 超，以了解子宫内膜的厚度为多少。子宫内膜如果厚，来月经时经量就会多，或者淋沥不净。一般正常的子宫内膜为 0.2～1.0cm，月经周期的不同时间或有所不同。其中增生期是在月经的前半段，主要受到雌激素的作用，子宫内膜出现增生现象，即增生期子宫内膜；分泌期是在月经后半段，排卵后在卵巢黄体分泌孕激素和雌激素的作用下，使增生的子宫内膜有分泌现象即分泌期内膜；月经期子宫内膜失去支持而出现坏死和剥落，表现为月经来潮，此时称月经期内膜。

子宫内膜增厚的原因有哪些

子宫内膜增生的发病因素尚不十分清楚，但可以肯定长期雌激素刺激是主要发病因素。尤其是围绝经期妇下丘脑－垂体－卵巢轴出现不同环节的失调，使子宫内膜较长期地持续性受雌激素作用，无孕激素对抗，缺少周期性分泌期的转化，而处于增生状态。就像乔女士这样，因为子宫内膜过厚，常见阴道不规则出血，或大量阴道出血。西医主要采用孕激素治疗或者刮宫。刮宫不仅仅是治疗方法，也是诊断方法，刮出内膜活检之后可以对疾病进一步诊断。因为子宫内膜异常增生具有一定的癌变倾向，但是多数单纯性增生并不会引起癌变，不典型增生就要引起重视了。

乔女士的病如何进行辨证

患者血虚肝旺，虚热内扰，烘热汗出、盗汗、睡眠不佳是热伏阴分、阴虚内热之象；阴虚生内热，热迫血行，冲任不固，因而月经量多，甚至形成血崩；舌红为阴虚，苔少而黄、心烦口渴为内热，脉细为血虚，弦为肝旺，因此该患者以本虚标实为特点。治疗选用两地汤合二至丸加减。其中生地黄、地骨皮、女贞子、墨旱莲养阴凉血；白芍、益母草养血以固冲；黄芩、牡丹皮清肝泻火，凉而不寒，不至瘀滞；生牡蛎、夏枯草、三七粉祛瘀消癥，改善子宫内膜过厚情况；太子参补气生津，补而不燥。此时不可应用大量固涩之品，这类药物或可取效一时，但恐随止随发，因此，辨证准确才能取得良效。

乔女士可能出现的问题是什么

经过治疗，复查子宫内膜仍然较厚，故让患者及时行诊断性刮宫，明确子宫内膜是否有其他病变以便进一步中药调治。切不可以一味中药治疗，因该患者处于围绝经期，防止子宫内膜病变的发生是至关重要的。

调养篇

一、穴位辅助调理

取穴：关元、三阴交、隐白。

方法：自月经来潮后第二天下午开始灸治，将点燃的艾条距离穴位皮肤 1～2cm 处进行施灸，灸至局部皮肤温热有灼热感为度，每次 15 分钟左右。病情较轻者，每日灸 1 次，连灸 3 天。

功效：适用于各种证型的月经过多。

二、食疗养生助治疗

（一）青春期月经过多

生地黄粳米粥

原料：生地黄 25g，粳米 60g。

用法：将生地黄和粳米洗净，一同放入锅中煮粥。每日早、晚各服 1 碗。

功效：清热泻火凉血。适用于青春期血热所致月经过多。

（二）育龄期月经过多

1. 艾叶乌鸡汤

原料：乌鸡1只（约500g），艾叶适量。

用法：乌鸡去内脏，洗净切块，与艾叶一同放入砂锅中，加入清水适量，小火慢炖。食肉喝汤，月经期服用，连用2～3天。

功效：补气摄血，健脾宁心。适用于育龄期气虚不能摄血所致月经过多。

2. 鲜藕瘦肉汤

原料：鲜藕250g，瘦肉200g。

用法：将鲜藕、瘦肉分别洗净，瘦肉用沸水余过，与鲜藕一起放入锅中慢炖40分钟，加入食盐少许，即可食用，每日1～2次，经期连用7天。

功效：清热补虚，调经止血。适用于育龄期血热所致月经过多。

3. 木耳大枣红糖汤

原料：黑木耳20g，大枣20枚，红糖20g。

用法：将黑木耳洗净、切碎，大枣洗净，一同放入砂锅中，加入清水适量，开锅后煮30分钟后即可。每日1～2次，饮汤，经期连用10次。

功效：健脾益气，摄血调经。适用于育龄期气虚引起的月经过多。

心得篇

　　月经过多作为月经不调的一种，临床多有发生，治疗得法可以取得满意的效果，如果辨证不准将会造成不可逆的危害。我认为，诊断时首先要明确是器质性月经过多还是功能性月经过多。一般来说，青春期少女和一部分围绝经期女性功能性月经过多多见，往往是因为下丘脑－垂体－卵巢轴的功能建立不完善或者失调引起。西医通常采用激素进行治疗，以调整月经周期，改善月经量。中医采用辨证论治，首先辨清虚实，是否有瘀，然后结合病变脏腑进行治疗，以调整肾－天癸－冲任－胞宫轴情况，改善其失调的状态。对于器质性病变引起的月经过多，也要分清病变的特点，如果具备手术指征，病情并不很紧急，可以先中药治疗改善出血，并调节体质，因为往往器质性月经多病程都比较长，长时间月经量多必然会出现全身脏腑功能失调，况且"久病多虚"。中药调理一方面有助于疾病治疗，另一方面也可为进一步手术做准备。临床发现，有些器质性病变引起的月经过多通过中药调理疗效比较显著。当然中药的应用也要结合西医的检查指标及时进行药物调整，比如说，子宫肌瘤就应在辨证的基础上增加祛瘀消癥、软坚散结的中药等。

在治疗月经过多时还要注意止血药的使用时机，有资料称，月经过多不能一味止血，血止后可能会留瘀。但临床中我发现，治疗中的确不能犯见血而止血的错误。止涩固冲在治疗出血性疾病时早期固然疗效会比较乐观，但是长期应用可能会增加瘀的程度，尤其是患有子宫内膜炎、盆腔炎及子宫肌瘤的患者，还会增加突破性出血的可能。但经前使用止血药对于改善月经过多还是非常有效的。经前辨证选择化瘀止血、凉血止血等中药，经后再治本而调，有利于提高治疗效果。

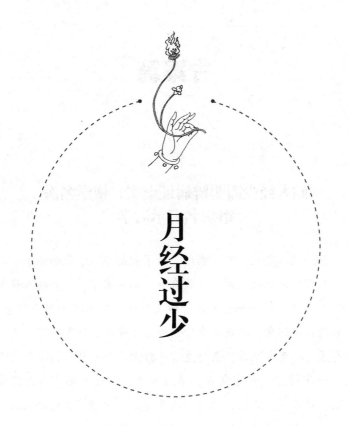

月经过少

月经过少是指月经周期基本正常，经量明显减少，甚或点滴即净；或经期缩短不足两天，经量亦少者，亦称"经水涩少"。

古案篇

妇人经少需明辨病证虚实，博学名医审病名警示后学

李。妇人之病，首重调经。经事初起不来，状如怀子。以后来而略少，但腹渐大，三载有余。尚疑有孕，岂非痴人说梦耶？《内经》谓肠覃、石瘕皆腹大如怀子，石瘕则月事不来，肠覃则月事仍来，而提其要曰：皆生于女子，可导而下。夫岂徒有虚文而无斯症哉！余曾见过下红白污垢如猪油粉皮样者无数，调理得宜，宜有愈者。籍曰不然，则天下尽有高才博学之医，就有道而正焉，无烦余之多赘也。大黄䗪虫丸每朝三十粒，炒大麦芽泡汤送下。(《王旭高临证医案》)

白话解读

按语：这是一则清代名医王旭高（名泰林，字以行，晚号退思居士。江苏无锡人，从舅父高锦亭学医多年，尽得其传。对温病尤多关注，临证审证用药甚为精当）的医案。这里从他治疗的一位李姓妇人月经量少但伴有腹部逐渐增大的病例说

起，谈到《黄帝内经》中对于肠覃和石瘕的鉴别要点。《黄帝
内经》指出，这两种病均由寒气所客，只是部位有所不同。肠
覃是寒气客于肠外与卫气相搏结，腹部胀大而推之则移；石瘕
是寒气客于子门与胞中气血相搏结，而且腹大如怀子之状，按
之坚硬推之不移。肠覃与月经没有关系，石瘕会出现月经异
常。就这位李姓患者来看，月经出现涩少，应该为"子门闭
塞，气不得通，恶血当泻不泻，衃以留止"所致，因此治疗使
用大黄䗪虫丸"可导而下"的方法进行治疗。医案中告诫后世
医家临床一定要仔细辨证，即使遇到难治的疾病，只要辨证准
确，也会得以痊愈的。这里还要指出，大黄䗪虫丸活血破瘀，
通经消癥瘕，用于瘀血内停所致的癥瘕。其中君药大黄、䗪虫
破瘀消癥之力较强，会损伤人体正气，其"走而不守，有斩关
夺门之力"，因此治疗中要用炒麦芽汤送服，以固护卫气。即
便如此，也应该中病即止，不可久服。

认识篇

一、古人如何看待月经过少

最早提出月经过少的是晋代医家王叔和［名熙，以字行，高平（今山东）人。生于东汉建安十五年，即公元210年。他学识渊博，为人诚实，做了当时的太医令］，他在《脉经》中提出："经水少，不如前者，何也？师曰：曾更下利，若汗出、小便利者可，何以故？师曰：亡其津液，故令经水少。"因此他认为，经水少的病机是"亡其津液"。因为精血同源，津液不足而致血不足，进而导致无血可下，可以说指出了月经过少的一方面原因。

（一）月经过少的病因

月经过少的病因总结起来可分"不荣""不通"两类。

1. 不荣

不荣即经血不足，又分为先天不足（如素体虚弱，肝肾不足，经血化源不足）和后天失养（后天损伤，营阴暗耗，如多次人流、药流或者肾气未充而房劳过度伤肾；或脾虚不运，气血生化乏源，如现代社会工作压力增大，生活节奏加快，使得女性容易忧思过度，损伤脾肾，导致冲任血海不充）两个方面，以致血海空虚，无血可下。

2. 不通

不通即经血受阻运行不畅，主要由于瘀血阻于冲任，以致经行不畅，血量涩少而引起，如一些患者平时就情绪不佳，加之经期又易生气，导致气滞血瘀，瘀血阻滞而出现血量涩少。

（二）月经过少的病机

月经过少的病机为"虚""瘀""湿"三端。

1. 虚

肾虚为本。《傅青主女科》指出："经本于肾""经水出诸肾。"因为《素问·上古天真论》云："女子七岁，肾气盛，齿更发长；二七天癸至，任脉通，太冲脉盛，月事以时下，故有子……七七任脉虚，太冲脉虚少，天癸竭，地道不通，故形坏而无子也。"因此，女子的月经来潮与肾气的强盛、肾精的充盈、冲任的通盛有着密切的关系。

血虚为次。脾虚气血生化乏源或失血而致血虚，均可引起血海不充，月经过少。

2. 瘀

瘀主要因于寒凝或者气滞。由于经期感寒、产后留瘀，尤其流产或刮宫之后为金刃所伤，离经之血瘀阻于内，湿浊之邪又趋于下，使得湿瘀互阻胞宫，阻遏经血，经期血瘀阻滞胞络，导致月经过少。

3. 湿

素多痰湿，或脾失健运，湿聚成痰，再加上肾阳不足，温运无力，痰阻经脉，血不畅行，致经量减少。此类往往患者体形较胖，嗜食肥甘厚味之品，从而使得痰湿更重。

多"少"才算月经过少呢？月经过少是指月经量较平时月经量明显减少，或经行时间减少至 1 ～ 2 天，经量多数认为月经量少于 30mL 为月经过少。患者会描述月经量少到护垫就可以解决，或者说没有经血往外流的感觉，我们可以采用月经失血图来进行客观描述。

二、西医如何认识月经过少

西医学认为，正常月经量首先要有一个正常发育的女性生殖器官，其次既要依赖于下丘脑 – 垂体 – 卵巢轴功能的完善，也需要子宫内膜对卵巢分泌的激素具有正常的反应性。当任何原因导致内分泌轴的任何一个环节出现问题，或者子宫内膜异常都会导致月经量少，其包括子宫因素、卵巢因素及精神因素三个方面。

1. 子宫因素

子宫因素包括子宫内膜结核、子宫内膜炎、人工流产术、过多刮宫等造成的子宫腔粘连，子宫内膜失去正常的增生、分泌功能，导致月经过少。

2. 卵巢因素

卵巢储备功能下降或卵巢早衰通常表现为月经过少甚或闭经、不孕，主要是由于促性腺激素升高及雌激素水平下降所致。另外服用避孕药也可引起月经过少。避孕药是一种外源性的性激素，可影响内分泌轴的功能，在方便节育的同时，也可出现月经失调等病。

3. 精神因素

由于过度紧张、焦虑等精神刺激，引起神经－内分泌－免疫系统的失调，从而影响激素分泌水平下降或失调，一部分患者会表现为月经过少。

三、中西合璧话治疗

月经过少包含西医的很多疾病，因此明确疾病对于有效治疗至关重要。针对月经过少，功能性疾病西医主要采用激素治疗，通过调整内分泌轴进而调节月经周期。器质性疾病大多通过手术配合激素治疗，但总体疗效一般。有些患者因为较难耐受激素的副作用而停止治疗，最终导致病情复发的不在少数。中医治疗月经过少的优势在于了解机体的内在环境，治疗中分辨虚实，虚证者重在补肾益精，或补血益气以滋经血之源，实证者重在温经行滞，或祛瘀行血以通调冲任。因此中西医结合是治疗月经过少的最佳选择。结合病史、症状、舌脉及西医的病机进行辨证用药，以补肾益精为大法。同时调畅情志，尽早恢复月经生理。治疗过程中还可以通过西医的检查观察疗效，必要时中西医联合治疗，以达到疗效持久且副作用小的目的。

治疗篇

一、青春期月经过少

医案：游泳之后月经就变得特别少了

小雪是个爱运动的女孩，从小就喜欢游泳。18岁那年，她考上一所名牌大学。为了庆祝，她和高中同学决定去看一次大海。六月初的海水还有点凉，小雪的月经也还没有结束，可是第一次看见大海的她顾不上这些，换上泳衣就跳进了大海。当天晚上她开始肚子疼，喝了一杯红糖水，睡了一觉似乎疼痛缓解了许多，小雪以为没事了。可是之后的半年里她的月经变得特别少，而且还有痛经。

小雪，19岁，学生。

初诊：2013年1月4日。

主诉：月经量少半年余就诊。

现病史：半年前因为经期在海里游泳后出现月经量少。患者既往月经周期正常，经期5天，月经量少、色紫暗，伴小腹部拘急疼痛，腰骶部坠痛，总有欲潮不潮之感，使用温热贴或服用热水后自觉舒适。平素小腹怕冷，白带量较多、色白黏稠无味，食纳尚可，大便较溏，睡眠佳。

舌脉：舌质偏暗，苔白略滑，脉弦紧。

月经情况：LMP 2012年12月17日。现 M19。

中医诊断：月经过少。

辨证：寒凝胞宫，气滞血瘀。

处方：香附10g，当归15g，炒白芍10g，肉桂6g，小茴香10g，吴茱萸3g，桂枝10g，党参10g，炒白术12g，茯苓12g。7剂，水煎服，每日两次，饭后温服。

二诊（1月11日）：药后白带量较前减少，小腹怕冷改善。

舌脉：舌质偏暗，苔薄白，脉弦略滑。

正值经前期，增加活血化瘀之药。

处方：香附10g，当归15g，炒白芍10g，肉桂6g，小茴香10g，吴茱萸3g，桂枝10g，生蒲黄10g，五灵脂10g，丹参15g，川牛膝15g。5剂，服法同前。

服药5剂后月经来潮，经色转红，经量增多，腹痛已除，脉转缓，月经后继续一诊方加减治疗，又治疗1个月后患者月经正常，随诊3个月未再出现经量减少。

医案解读

小雪为什么会出现月经过少

小雪在月经正行之时，血海开放，机体防护失宜，下海游泳，感受寒湿之邪。寒邪乘虚而入，客于胞中。寒为阴邪，易伤阳气，其性滞涩，主收引，极易与血相结，客于胞中与血搏结以致月经涩少、色紫暗，且有欲潮不潮之感；湿邪困阻脾阳，脾运化水湿之力不足，致寒湿下注，见小腹怕冷，白带量较多、色白黏稠无味；湿邪阻碍气机，还可与瘀相合，而成湿瘀互结，使得经脉气血运行不畅而小腹拘急疼痛，伴腰骶部坠痛，使用温热贴或饮热水后自觉舒适；舌质偏暗、苔白略滑、脉弦紧均为寒湿下注、气滞血瘀之象。

中医如何辨证施治呢

治疗应温经散寒，活血化瘀。月经后期以温经散寒为主，选用温经汤加减，以祛寒为主，重用温里药。方中肉桂、小茴香、吴茱萸、桂枝温经散寒通络；瘀散还需保证其运行通畅，故酌以理气、养血药提高治疗效果，用香附、当归、炒白芍养血柔肝，疏肝理气；治疗中不能忘记健脾，因寒湿困阻脾阳可使运化能力下降，故加入党参、炒白术、茯苓，脾健旺则水湿得运，寒湿得散。诸药合用，共奏温经散寒、活血祛瘀兼养血之功。月经前期调整处方，加入失笑散增强化瘀止痛之力，加入丹参活血化瘀，促进血运，增加月经量。同时，治疗按照月经不同时期分步施治，最终收效显著。

二、育龄期月经过少

医案一：怀不了孕难道与月经量少有关吗

魏小姐是个苗条漂亮的女孩，上大学时被好多男孩穷追不舍。毕业后又在一家不错的公司上班，嫁了一个贴心的老公，一切顺风顺水，让人羡慕。可结婚两年多还没有怀孕，丈夫和她去医院检查，医生问她月经如何，她这才想起这两年月经量比以前减少了许多，做了各项检查，医生说魏小姐是卵巢储备功能下降，这是造成她月经量少的主要原因，也是怀不了孕的罪魁祸首。

魏小姐，30岁，公司职员。

初诊：2013年11月24日。

主诉：主因月经量少两年就诊。

两年前因工作压力较大出现月经量少，且时而先期。月经周期24～30天，经期3～5天，经量少、色暗红、点滴而净，轻度痛经，经前期时有乳胀，怕冷，以下腹部及腰部为重，食纳一般，大便偏稀，睡眠尚可。舌淡暗，苔薄白，脉细弦。

月经情况：LMP 11月16日，PMP 10月10日，G_0P_0，现M9。

实验室检查：

性激素检查（M2）：FSH 12.55mIU/mL，LH 10.01mIU/mL。

B超：子宫附件未见异常，子宫内膜0.5cm，右侧卵巢有一个4.2cm×2.4cm的肿物、有分隔，透声性差。

中医诊断：月经过少。

辨证：脾肾阳虚。

处方：菟丝子15g，女贞子15g，枸杞子15g，黑桑葚15g，紫河车10g，白芍12g，郁金6g，党参12g，桂枝6g，茯苓12g，鸡内金6g，炒白术15g，炒扁豆10g，益母草12g，三七粉3g，合欢皮10g。14剂，水煎服，每日两次，饭后温服。

二诊（12月8日）：服前方后无明显不适，食欲改善，怕冷不著，大便时而成形，白带量中、色白。现无经前期症状。

舌脉：舌质淡暗，苔薄白，脉细滑。

处方：当归15g，生地黄20g，川芎6g，赤芍12g，丹参20g，丹皮12g，川牛膝15g，党参12g，桂枝6g，茯苓12g，炒白术15g，香附10g，郁金10g。7剂，水煎服，每日两次，饭后温服。

二诊后：月经12月14日来潮，量较前增多，经期5天，色转红，无明显血块，周身诸症较前明显改善，食纳可，二便调，睡眠佳。之后继续按照月经周期调经治疗，连续3个月经周期经量均较前改善。

后复查性激素（M2）：FSH 7.25mIU/mL，LH 5.48mIU/mL。

B超：子宫大小5.0cm×4.0cm×3.4cm，子宫内膜0.6cm，左侧卵巢大小3.1cm×2.8cm×1.7cm、卵泡1.9cm×1.3cm；右侧卵巢大小2.7cm×2.9cm×2.4cm，卵泡1.8cm×1.7cm。

随访患者3个月后怀孕。孕早期服用补肾安胎之品，后诞下健康宝宝。

医案解读

什么是卵巢储备功能下降

卵巢储备功能下降其实就是卵巢早衰的前期，是指卵巢产生卵子能力减弱，卵泡质量下降，从而导致女性生育能力下降及性激素的缺乏。提前出现的卵巢储备功能下降作为非生理性的卵巢老化过程，若失治、误治会进一步发展为卵巢早衰。对于该病目前国际上并没有统一的诊断标准，临床中患者常表现为正常的月经及生育史，然后出现月经量少，月经稀发，甚至闭经，不孕，伴有不同程度的围绝经期症状，如面部潮热，烦躁易怒，心悸失眠，胸闷头痛，性欲减退，阴道干涩，记忆力减退等。性激素检查通常FSH10～40mIU/L，或FSH/LH>3.6，E_2<43.9pg/mL。超声检查：卵巢面积缩小，窦状卵泡计数下降等。随着女性工作压力的增加，卵巢储备功能下降的发病率日趋增高，年龄也渐趋年轻化。

卵巢储备功能下降会影响怀孕吗

由于这种疾病是介于正常和卵巢早衰的一种中间状态，如不进行治疗，卵泡将会损耗，有继续发展成为卵巢早衰的可能性，不仅影响卵泡的数量和质量，也会影响怀孕，出现不孕。即使怀孕，也会影响胚胎着床甚至造成流产和胎停育。就像这个病例中的魏小姐，本身体质较弱，婚后加上工作压力和生活压力影响了内分泌，导致月经量少，幸亏她及时进行治疗，否则进一步发展将会导致卵巢早衰，造成不可逆的后果。

中医辨证还要辨病

对于这类疾病，既要辨证也要辨病。《寿世保元·血气论》指出："气有一息不运，血有一息不行。"由此可见，气虚是形成血瘀证的重要因素之一，同时气虚血瘀亦可导致月经过少。中医学认为，月经过少的病机为精血不足，血海空虚，生化乏源，久之则会出现气虚血瘀之象，治法重在濡养精血，活血调经。本证型的本质为化源不足，气虚无力行血而致瘀。脾胃为气血生化之源泉，后天之根本，正如《灵枢·刺节真邪》所谓："真气者，所受于天，与谷气并而充身者也。"又如《灵枢·决气》谓："中焦受气取汁，变化而赤，是谓血。"气血同源，源于中焦脾胃之气，脾气虚弱，则元气不足。气为血之帅，血之转输洒陈全赖于元气的推动作用，若气虚鼓动无力，则可致血流缓慢，滞涩沉积，而在经脉中形成瘀血。医家王清任在李东垣气虚血瘀学术思想的启发下，于《医林改错》中指出："元气即虚，必不能达于血管，血管无气，必停滞而瘀……"该证型以气虚为本，瘀血为标。气虚不复，则瘀血不祛，更致气虚难复，虚虚实实，病深难解，故治疗上遵循补肾健脾、益气活血之法，选用菟丝子、女贞子、枸杞子、桑葚子、紫河车补肾填精；党参、茯苓、炒白术、炒扁豆健脾益气和胃；桂枝、鸡内金、益母草、三七粉活血通络；白芍、郁金、合欢皮疏肝理气。肾精充足，脾气旺盛，自能温煦运行血液，消散瘀血。

西医如何治疗这种疾病

针对卵巢储备功能下降，西医主要采用雌孕激素补充治疗，也就是人工周期疗法。长期采用此种治疗方法会对乳腺及子宫内膜产生不良影响。诱发排卵是针对不孕的患者选用激素和促排卵药物联合进行治疗，如果不成功则进一步选择辅助生殖技术进行治疗，此外还有借卵或者卵巢移植等一些方法。

医案二：月经怎么越来越少了

> 曾经的"大龄剩女"李女士3年前终于找到了心仪的夫君。因为结婚时已经30多岁了，婚后家人催促，她自己也渴望赶紧怀孕，可是过了一年多肚子也没有什么动静，做了各种检查，也没有查出什么大毛病，就说雌激素水平偏低，月经量也不知为什么越来越少，服用激素治疗后效果也不太好。焦虑的李女士决定找中医碰碰运气。

李女士，35，教师。

初诊：2014年12月16日。

主诉：月经量少3年就诊。

现病史：3年前无明显诱因出现月经量逐渐减少，伴不孕，月经周期26～29天，经期3天，经量较前减少1/2，色暗红，无血块，白带正常，无明显其他不适，食纳可，二便调，睡眠佳。

实验室检查：

性激素检查（M2）：FSH 5.92mIU/mL，LH 6.08mIU/mL，PRL 344.4ng/mL，T 34.77ng/mL，E_2 9.99pg/mL，P 0.896ng/mL。

输卵管造影提示：左侧通而不畅。

B超提示：子宫小肌瘤，卵巢未见异常。

月经情况：PMP 11月15日，LMP 12月1日，经期3天，量少，现M16。

舌脉：舌暗，苔薄白，脉细滑。

中医诊断：月经过少。

辨证：肝肾阴虚。

处方：菟丝子15g，女贞子12g，旱莲草10g，鹿角霜

10g，巴戟天 6g，太子参 15g，白术 15g，山药 12g，玉竹 10g，郁金 6g，远志 6g，白芍 12g，生甘草 5g，莲子心 3g，北沙参 15g。14 剂，水煎服，每日两次，饭后温服。

医嘱：嘱调畅情志，禁食辛辣刺激及热性食物，下次月经 2～4 天行 B 超监测窦卵和性激素检查。

二诊后：诸症改善，LMP 1 月 6 日，经量较前增加。

月经后第二天 B 超检查提示：多发子宫肌瘤，子宫内膜 0.4cm，LOV 8～9 个，ROV 10 个窦卵。

因计划妊娠，本月拟行促排卵治疗，并配合汤药。纳、眠可，二便调，舌质红，苔薄白，脉细滑。

处方：川续断 15g，桑寄生 15g，鹿角霜 10g，夏枯草 10g，浙贝母 10g，桔梗 10g，丝瓜络 15g，鸡血藤 15g，茯苓 15g，薏苡仁 12g，茵陈 10g，梅花 12g，泽兰 10g，当归 10g，杜仲 10g。7 剂，水煎服，每日两次，饭后温服。

医嘱：服 7 天汤药，并服氯米芬及补佳乐，之后监测排卵。药后提示，患者卵泡发育良好，给予 HCG 肌注，隔日后同房，调整方剂，给予补肾养血安胎之品。

处方：菟丝子 15g，女贞子 12g，紫河车 10g，巴戟天 6g，茯苓 15g，白术 12g，玉竹 10g，荷叶 10g，椿皮 3g，太子参 15g，白芍 12g，生甘草 5g，黄芪 15g。14 剂，水煎服，每日两次，饭后温服。

后停经 36 天检测血 HCG（＋），顺利怀孕。

医案解读

雌激素水平偏低是怎么回事

雌激素对于女性而言非常重要，尤其在调节生殖周期过程中可促进卵泡的成熟、排卵，对输卵管的蠕动、受精、早期胚胎发育等都有作用。雌激素偏低会影响卵泡的发育，造成 E_2 分泌不足，子宫内膜发育迟缓；排卵后如果黄体分泌 E_2 的功能还不能得到改善，就会使孕激素不能充分作用于子宫内膜，从而加重子宫内膜发育不良，致使胚胎着床受到障碍，最终导致月经过少，进而引起不孕、怀孕早期反复流产及胎停育。出现雌激素水平偏低的原因并不很清楚，有研究表明，心理压力过大及精神紧张是引起内分泌失调的主要原因，对于当教师的李女士而言这也是一个因素。

李女士的病如何辨证

李女士因为年龄偏大结婚，婚后又急于怀孕，再加上工作压力较大，最终导致月经量逐渐减少。西医检查雌激素水平偏低往往是中医所说的肾精不足，针对小李的病因和症状主要为肝郁肾虚证，治疗以补肾填精、疏肝调经为主，选用菟丝子、女贞子、旱莲草滋补肾阴，鹿角霜、巴戟天补肾阳以助肾阴，选用太子参、白术、山药健脾养血以滋化源，正如薛立斋所说："血者，水谷之精气也，和调于五脏，洒陈于六腑，妇女则上为乳汁，下为月水。"玉竹、郁金、远志、白芍疏肝解郁理气。气为血之帅，血为气之母，血和气相互资生，相互依存，故有"血之与气，异名而同类"之说。在月经产生的机制中，血是月经的物质基础，气是运行血脉的动力，气血调和、运行通畅，则经候如常。

中西医结合治疗收效显著

因李女士结婚 3 年一直未避孕且未怀孕，治疗时需结合相关检查进一步明确诊断，通过输卵管造影检查患者输卵管是否通畅。月经第二天监测窦卵提示正常，使用补充雌激素及促排卵的西药治疗。根据月经不调的时期辨证施治，排卵后补肾温阳，养血安胎终致怀孕。本例调整月余即获全效，虽是个例，但也说明，中西医结合治疗可达到1+1>2的效果。

医案三：反复流产的代价

9年前王女士荣升成了妈妈，但之后的避孕成了她的烦恼。开始是上节育器，可是没多久带环怀孕了，摘了环又清了宫，罪受了不少，加之工作紧张也没好好休息，紧接着上班了，不成想过了没几个月王女士又意外怀孕了。这次她决定生二胎，可是怀孕七八周又胎停育了，结果又清宫1次。经过两次清宫王女士感觉体质下降，而且情绪很差，想到清宫的痛苦经历就难以入睡。在之后的几个月意外又发生了，王女士再次怀孕，可不到两个月出现了问题，自然流产没有流干净，结果又1次清宫，虽然做的是无痛手术，但是反复流产清宫造成王女士月经量变得特别少。

王女士，39岁，公司职员。

初诊：2015年3月3日。

主诉：主因胎停两次，自然流产1次，伴月经量少7月余就诊。

现病史：2013年因孕60余天发现宫腔内空囊，行清宫术（2013年8月1日);2014年因孕80余天，自然流产行清宫术，术后月经量少至今。月经周期28天，经期4～5天，经量为之前的1/2，最多时每日1片卫生巾，色红，有少许血块，伴轻度痛经。疲倦乏力，腰膝酸软，时而胸闷心悸，大便1日

2次、不成形，纳、眠可。现工具避孕，计划二胎。G4P1。2005年顺产1女；2007年带环妊娠1次，行摘环和清宫术；2013年因胎停清宫1次；2014年自然流产和行清宫术1次。

月经情况：LMP 2月8日，PMP 1月10日，现M24天。

舌脉：舌淡，苔薄白、脉沉细。

中医诊断：月经量少。

辨证：脾肾两虚。

处方：枸杞子15g，菟丝子15g，桑寄生15g，紫河车15g，川续断15g，赤芍15g，丹参15g，苏木10g，生麦芽12g，鸡血藤15g，杜仲10g，阿胶10g，红景天15g，郁金6g，玉蝴蝶5g，白术15g，茯苓15g，远志6g。14剂，水煎服，每日两次，饭后温服。

医嘱：调畅情志，禁食辛辣刺激之品；下次月经第2～4天行激素、甲功检查。

二诊（3月19日）：药后经量少量增加，今日M14，LMP 3月6～10日。

舌脉：苔薄白，脉沉细。

实验室检查：

3月8日性激素六项（M2）：FSH 8.69mIU/mL，LH 5.69mIU/mL，PRL 15.39ng/mL，P 0.31ng/mL，T 0.28ng/mL，E_2 59.75pg/mL。

3月10日甲功（M4）：FT_3 4.78pmol/L，FT_4 14.18pmol/L，TSH 3.01mIU/L。

B超（M14）：子宫大小：5.8cm×5.1cm×4.6cm，子宫肌瘤1.8cm×1.5cm，子宫内膜0.9cm，内膜下未见血流，最大卵泡1.2cm×1.5cm。

处方：川续断 15g，桑寄生 15g，紫河车 10g，当归 15g，熟地黄 15g，赤芍 15g，阿胶珠 15g，黄精 15g，桔梗 6g，羌活 6g，益母草 15g，鸡血藤 15g，月季花 6g，合欢皮 10g，红景天 15g，生麦芽 12g。14 剂，水煎服，每日两次，饭后温服。

患者因为出国工作，中断治疗半年余。

三诊（12 月 7 日）：月经 5/28，后服用克龄蒙，LMP 2 月 1 日，PMP 11 月 3 日，量可，色红，少量血块，伴轻度痛经。现服优甲乐 1/2 片，克龄蒙。

舌脉：舌淡红，苔薄白，脉细滑。

实验室检查：

性激素六项（M4）：FSH 7.88mIU/mL，LH 7.36mIU/mL，PRL 24.28ng/mL，P 0.33ng/mL，T 0.15ng/mL，E_2 44.05pg/mL。

处方：菟丝子 15g，女贞子 15g，紫河车 10g，山茱萸 10g，茯苓 15g，白术 15g，山药 12g，当归 12g，生地黄 15g，熟地黄 15g，生麦芽 12g，丝瓜络 15g，月季花 6g，郁金 6g，益母草 15g，红芪 20g，远志 6g。14 剂，水煎服，每日两次，饭后温服。

四诊（12 月 31 日）：LMP 12 月 28 日（克龄蒙），现 M4，经量较前减少 1/2、色暗红、伴少许血块，痛经（−），经前乳胀，纳、眠可，二便调。G4P1（胎停、人流、自然流产各 1 次）。

舌脉：舌质淡红，苔薄白，脉细滑。

12 月 31 日 B 超（M4）：子宫大小 5.7cm×4.9cm×4.3cm，前壁有一 1.3cm×1.6cm 的低回声区，CDFI 周边少量血流，子宫内膜 0.4cm，回声不均。LOV 2.7cm×1.6cm，ROV 2.2cm×1.1cm。可见 3 个窦卵。

处方：太子参15g，白术15g，茯苓15g，菟丝子15g，紫河车10g，丝瓜络15g，鸡血藤15g，玉竹10g，茵陈10g，郁金6g，月季花6g，玉蝴蝶5g，泽兰10g，生麦芽12g，香附10g。14剂，水煎服，每日两次，饭后温服。

随访：克龄蒙停药两个月后，患者经中药调治自然怀孕。

医案解读

人流后为什么会引起月经过少

人工流产术和药物流产作为人工终止妊娠的手段，是避孕失败的一种补救措施。但多次人工流产易发生子宫内膜损伤、宫腔粘连等并发症，月经过少的发病率也随之逐年上升。人流乃人为终止妊娠，似青藤摘瓜，对脏腑、气血、冲任损伤较甚，尤可伤及肾脏而致肾虚。中医学认为，肾主藏精，既藏先天之精，又藏后天之精，肾精所化之肾气主宰着天癸的至竭及月经的潮止。尤其锐器直接作用于胞宫，使着床于子宫内的孕囊中途坠堕，气血胞脉受损，胞脉系于肾，故而伤及肾之元气精血最终致月经量过少。

王女士出现月经过少的原因是什么

反复流产直接损伤冲任及胞宫，会影响肾－天癸－冲任－胞宫正常生理功能，一方面，术后肾精肾气亏损，冲任和血海不充而致无血可下；另一方面，手术损伤可导致离经之血瘀滞，冲任阻滞，瘀血不去则新血不生。如果流产后月经量少日久不治，必然会因肾阴虚而损及肾阳，阳虚生寒，就会进一步阻滞气血及冲任而引发月经过少。当然对于流产后的女性，我国法定有人流假进行调养，像王女士术后未能及时得到较好的调养，加上情绪因素的影响，就进一步导致肾精亏虚与肝郁气滞内结从而引起月经量少。

王女士的病如何辨证论治

王女士的月经量少是因过度损伤冲任胞脉而致，以虚为主，治疗应从肾着手，以填补精血为主，佐以助阳化瘀及疏肝理气之品，滋肾水使肾中阴平阳秘，精血俱旺，并可畅达一身气血，旺盛一体之生机，同时清除胞宫之湿热，最终使得经水如常。药用川续断、桑寄生、紫河车补肾固冲，因经水由冲任主宰，冲任隶属于肾，肾气不足就会影响经水的正常来潮；当归、熟地黄、赤芍、阿胶珠健脾养血以助生血；桔梗、羌活、益母草、鸡血藤活血化瘀，清除过度流产清宫留于胞宫的瘀血；月季花、合欢皮、生麦芽疏肝解郁以助行气，使得气行水行血行，达到肾精充足、脏腑和顺、经络通畅之效。

医案四：紧急避孕药与面部色斑有关系吗

> 小屈是个乖巧听话的姑娘，已经准备结婚了，因为婆家还没有准备好新房，小屈的妈妈一直不同意他们领证，但是两个人感情甚好，经常同居。为了避免意外怀孕，小屈多次服用紧急避孕药。今年婚房终于有了，正在准备结婚的她，却发现月经变得越来越少了，到医院检查，结果诊断为卵巢储备功能下降。

小屈，23岁，高速公路收费员。

初诊：2014年3月22日。

主诉：主因数次服用紧急避孕药后出现月经先期伴量少1年余就诊。

现病史：患者既往月经规律，两年前开始口服紧急避孕药，共六七次，之后出现月经不调，周期 22 ～ 25 天，经期 3 天，经量极少，护垫即可，色暗红且淡，经前期情绪较差，白带量偏少。平素下腹部及下肢怕冷，食欲一般，时有盗汗。

B 超提示（月经前）：子宫 4.4cm×4.0cm×3.6cm，内膜 0.7cm，双侧卵巢正常大小，盆腔少许积液。

实验室检查：

性激素检查（M2）：FSH 11.10mIU/mL，LH 3.9mIU/mL，PRL 35.8ng/mL，P 1.08ng/mL，T 0.15ng/mL，E_2 91.8pg/mL。

月经情况：LMP 3 月 19 日。

中医诊断：月经过少。

西医诊断：卵巢储备功能下降。

辨证：肝郁肾虚。

处方：菟丝子 20g，女贞子 20g，生地黄 20g，熟地黄 20g，紫河车 10g，肉桂 6g，当归 15g，鸡血藤 20g，桑枝 15g，丹参 20g，丝瓜络 15g，砂仁 5g（后下），生麦芽 20g，白梅花 10g。14 剂，水煎服，每日两次，饭后温服。

二诊（4 月 3 日）：服药两周后下腹部怕冷减轻，食欲尚可，盗汗已除。正值月经前期，增加疏肝活血之品。

处方：菟丝子 20g，生地黄 20g，熟地黄 20g，巴戟天 10g，仙灵脾 10g，肉桂 6g，香附 10g，郁金 10g，当归 15g，鸡血藤 20g，桑枝 15g，丹参 20g，丝瓜络 15g，砂仁 5g（后下），生麦芽 20g，合欢皮 20g，川牛膝 15g。7 剂，水煎服，每日两次，饭后温服。

药后月经量较前有所增加，色转红，经期 25 天，经期 3 天，有一天需用卫生巾。第一个周期见效，效不更方，在此基础上，根据月经周期进行调治。

两个月后复查性激素六项（M3）：FSH 7.10mIU/mL，LH 4.5mIU/mL，PRL 30.2ng/mL，P 1.78ng/mL，T 0.45ng/mL，E$_2$ 161.2pg/mL，治疗效果明显。

医案解读

月经量少会引起什么后果

小屈主要是因为多次使用紧急避孕药引起内分泌失调，导致卵巢功能下降，月经量减少。对于没有生育要求的女性来说，月经量的减少往往又意味着闭经或是更年期的提早到来，是卵巢功能衰退——性衰老信号。在这个重视生存环境更重视生活质量的时代，性衰老是一个敏感的话题。月经量过少的患者常常会感到"衰老"，尤其是性功能衰退带来的恐慌，以及不孕带来的来自各方的压力，都严重影响了患者的生活质量。

紧急避孕药能频繁使用吗

目前常用的紧急避孕药主要为毓婷（左炔诺孕酮片），这种药在药店随处就可以买到，也就是小屈服用的这种。该药属于激素类避孕药物，主要成分是左炔诺孕酮，它具有抑制排卵、使宫颈黏液变稠以阻止精子通过的作用，还能抑制子宫内膜发育，这些作用共同达到避孕效果。很多人认为，这种避孕药可以在同房之后反复使用，平时不采取避孕措施也没关系。这是一种认识上的误区，因为紧急避孕药比一般短效口服避孕药含的激素量大，经常使用有害健康，1个月内最好不服两次，1年最好在3次以内。尤其是卵巢功能不佳的女性，还会影响月经周期，引起月经紊乱或闭经。就像小屈一样，出现卵巢功能下降。好在小屈得到及时、有效的治疗，否则可能会影响以后的生育。

小屈的病辨证思路是什么

小屈由于盼望结婚不能，反复应用紧急避孕药而出现卵巢功能下降。中医辨证为肝郁肾虚，治以补肾疏肝。方中菟丝子、女贞子、生地黄、熟地黄、紫河车补肾填精以改善卵巢功能，提高激素水平；当归、鸡血藤、桑枝、丹参、丝瓜络养血活血化瘀而通络，改善盆腔环境，增强子宫内膜容受性；砂仁、生麦芽、白梅花疏肝解郁，使得气机条畅，疏泄有度。经治疗诸症改善明显，故于月经之前加入疏肝活血之品，香附、郁金疏肝解郁；丹参、川牛膝活血化瘀，引血下行，使月经正常来潮，量亦增加。之后继续调治，最终复查血性激素六项恢复正常。

医案五：情绪不佳影响月经

刘女士是一位朴实能干的农村妇因为孩子上学需要钱，于是她也加入了打工者的行列。她的运气不错，刚到北京就找到一家做面点的工作，菲薄的工资只能让她住地下室。刚刚工作的她时而出错，经常被老板训斥，但刘女士总是忍气吞声，回到住处又常常因为琐事跟同屋的人生气，到北京不到半年，就觉得身体不适，最重要的是每次月经只来一点点黑色的黏液。她害怕了，认为自己一定是得了大病。

刘女士，38 岁，餐饮工。

初诊：2015 年 4 月 21 日。

主诉：主因月经量少近半年就诊。

现病史：患者既往月经规律，生气后出现月经量少，并日渐加重，现月经周期 28 天，经期 4 天，经量极少、护垫即可、色如柏油、质地黏稠、没有血块。经期下腹部胀痛，伴经前乳房胀痛。曾经服用中药治疗，但用药后月经量过多，曾因出血过多而昏厥。白带量较多、色黄，自觉神疲乏力，口中黏腻，两胁胀满、食后加重，善太息，食欲一般，大便黏腻不爽，睡眠可，面色晦暗无光。

舌脉：舌质暗红，苔白腻而厚，脉弦滑。

B 超检查：内膜 1.5cm，盆腔积液 1.0cm。

月经情况：LMP 2015 年 4 月 14 日，现月经第 8 天。

中医诊断：月经过少。

辨证：气滞血瘀，痰湿内蕴。

处方：香附 10g，郁金 10g，当归 15g，生山药 30g，炒白术 12g，赤芍 10g，夏枯草 12g，生牡蛎 30g，三七粉 3g（冲服），苍术 12g，黄柏 10g，枳实 10g，土茯苓 20g，生薏米 30g，红藤 12g，败酱草 10g。14 剂，水煎服，每日两次，饭后温服。

二诊（5 月 5 日）：服用上方两周，诸症明显改善，食欲增强，两胁部胀满已除，大便正常，口中不黏腻，正值月经前期，但无乳房胀痛。

舌脉：舌质暗红，苔薄白，脉弦滑。

处方：香附 10g，郁金 10g，当归 15g，川芎 6g，赤芍 10g，川牛膝 15g，三七粉 3g（冲服），丹参 15g，枳壳 10g，红藤 12g，桑枝 12g，桃仁 10g。7 剂，水煎服，每日两次，饭后温服。

药后于 5 月 13 日月经来潮，经量增多，色中等，无明显血块，经期 6 天，经后白带正常。继续按月经周期调治两个

月后，月经量恢复如常。于月经第 12 天复查 B 超：子宫内膜
0.6cm，双侧附件未见异常。盆腔积液已除。

医案解读

刘女士的月经量少是怎么引起的

刘女士因为肝气不疏，情志不畅，肝郁乘脾，脾虚运化不
利而致月经量少。女性偏于情感，不耐情伤，情绪易于波动，
故月经量少与此有很大关系。正如孙思邈在《备急千金要方》
中所云："女子嗜欲多于丈夫，感病倍于男子，加以慈恋爱憎，
嫉妒忧恚，染着坚牢，情不自抑。"七情内伤最易导致肝的功
能失常和气血失调而为病。加之久居地下室阴湿环境，内湿外
湿相合，湿瘀化热注于冲任下焦，故出现白带量多色黄，超声
提示盆腔积液；肝失疏泄，肝气郁结不畅，血行亦不畅，日久
成瘀，阻滞冲任，湿瘀互阻而致经血不畅，月经量少，色暗如
柏油色，质地黏稠；肝气不疏则经前乳胀，湿浊中阻则食欲不
振，食后腹胀。女子以肝为先天，肝主疏泄，是调畅全身气
机、协调血和津液运行的一个重要脏腑。肝的疏泄功能正常，
气机的升降出入才能平衡协调。

子宫内膜过厚是怎么回事

子宫内膜过厚往往通过 B 超检查发现，临床上多见于月
经失调的患者，虽然发病原因不是特别清楚，但是长期雌激素
刺激是其主要发病因素。各种原因引起的下丘脑 – 垂体 – 卵
巢轴的某个环节失调、多囊卵巢综合征等都可有不排卵现象。
其使子宫内膜较长时间持续性受雌激素作用，无孕激素对抗，
缺少周期性分泌期的转化，从而处于增生状态。临床往往表现
出月经闭止之后出现崩漏、月经量过多或者过少等一些改变。

中医辨证认为，刘女士正是因为湿瘀互结，阻于胞宫而致内膜过厚，月经量少，服用中药（估计为活血化瘀通经之品）后出血过多，而有崩中之象。

本病西医如何治疗

西医针对子宫内膜过厚往往采用刮宫的方法治疗，刘女士的情况，一般选用药物刮宫，给予口服孕激素，撤退性出血以改善内膜过厚情况；更多的是选择诊断性刮宫，主要针对出血量多和时间长的患者，一方面可以起到治疗的作用，另一方面还可以将刮出的子宫内膜进行病理检查以进一步明确诊断。近些年更多地选择宫腔镜检查，不但可以从子宫内膜的外观看到内膜情况，且可以在直视下进行刮宫术或负压吸引，更加细致、全面。

刘女士的病如何辨证

刘女士的月经过少不是因为无血可下，而是阻滞不通，因此治疗应该疏肝行气，利湿活血。药用香附、郁金疏肝解郁；当归、赤芍、白芍养血活血而柔肝；夏枯草、生牡蛎软坚散结而消内膜；苍术、黄柏、生薏米、土茯苓清热燥湿；红藤、败酱草解毒活血，改善盆腔环境；党参、白术健脾固本。药后湿热下注症状明显减轻，月经前期增加活血化瘀之药，加入川牛膝、丹参、桃仁活血化瘀，引血下行；桑枝、红藤活血通络，祛除湿邪；三七粉化瘀止血。药后月经改善，湿瘀已除，调整3个月后，患者面色转红润，B超示积液及内膜过厚均除。

中医学认为，肝气郁滞，疏泄失常，可致气滞而血不行，久滞成瘀，瘀血不除，新血难生，不能下至胞宫、冲任，有损胞宫满盈，故治疗当以疏肝行气为主、活血化瘀为辅，同时不忘健脾养血调经，以取得调肝治脾之效。清代名医叶天士在

《临证指南医案》中指出："女子以肝为先天。女子属阴，阴性凝结易于怫郁，郁而气滞血亦滞，必妨脾土。"此充分体现了"见肝之病，知肝传脾，当先实脾"的原则。如此治法可从根本上消除病源，解除病证。

调养篇

一、穴位辅助调理

常用穴：肾俞、三阴交。

备用穴：膈俞、血海、气冲、地机。

方法：以常用穴为主，血瘀者加气冲、地机；血少者加血海、膈俞。自月经来潮前 5 天开始灸治，将点燃的艾条距离穴位皮肤 1～2cm 处进行施灸，灸至局部皮肤温热红晕、有灼热感为度，每次 15 分钟左右。病情较轻者，每日灸 1 次，连灸 3 天。

二、食疗养生助治疗

（一）青春期月经过少

益母茜草煲鸡蛋

原料：益母草 50g，茜草 15g，大枣 5 枚，鸡蛋 2 个，红糖适量。

制作：先将益母草、茜草、大枣、带壳鸡蛋冲洗干净，放锅内加水适量煎煮，待蛋熟透后去壳，放入药汁中再煮20分钟，加入红糖溶化即可。吃鸡蛋、大枣，喝汤，每天1剂。

功效：活血化瘀，调经止痛。适用于青春期气滞血瘀、经血闭阻而致月经过少。

（二）育龄期月经过少

归芪炖乌鸡

原料：当归20g，黄芪20g，熟地黄15g，白芍15g，大枣15g，乌骨鸡1只，生姜、胡椒粉、食盐、味精适量。

用法：先将乌骨鸡宰，杀去毛及内脏，洗净后切块；再将当归、黄芪、熟地黄、白芍、大枣用水冲净，与鸡肉共放入炖锅中，加入调味品，以文火隔水炖，炖至鸡肉烂熟，拣去药渣后食肉饮汤。每天1剂。

功效：补气养血，和血调经。适用于育龄期气血亏虚致月经过少。

心得篇

　　月经过少往往伴月经后期，但临床发现也有月经先期者，尤其是一些卵巢储备功能下降的患者，以出现月经先期及量少为主要临床表现，其以阴虚为主要特点，如医案中的屈小姐一案。伴月经后期者往往会发展成闭经，以阳虚为主要特点；还有一些月经不规律而伴量少，多见于肝郁为主。对于月经过少的原因，我认为，虽然现今人们的生活环境越来越好，生活水平也日渐提高，但月经过少却越来越常见，不仅发病率有明显上升趋势，而且在发病原因上也日趋多元化、复杂化。原因可能与当今人们生活节奏加快、工作压力大、不良生活习惯、避孕药物广泛使用，以及多次药物流产和人工流产等诸多因素有关。此外与女性对自身健康关注程度加大有关，前来就诊的患者相应增多。

　　月经过少的治疗，我认为应该首先明确是否有西医诊断的一些疾病存在，比如内分泌失调导致的病证，或者子宫和卵巢的一些器质性病变，明确诊断对中医的选方用药会有帮助。比如说，性激素检查发现雌激素水平过低，而 FSH 并没有升高，这类患者应该以滋阴养血为主要治则，在治疗的过程中监测 B超，观察子宫内膜的厚度变化，从而调整药物，这类患者的疗程通常为 3 个月。

人工流产（包括药物流产）后月经过少患者有逐年增多的趋势，应当引起大家的重视。因无痛人流及药物流产等手术会直接伤及冲任脉络、胞宫，必有离经之血留而成瘀。临床观察结果显示，肾虚血瘀为其发病的病理关键，故益肾化瘀、理气调经是治疗本病应遵循的原则。治疗要根据月经的不同周期，顺应阴阳气血的变化规律，在月经期、经后期、经间期、经前期 4 个不同阶段分别予以辨证论治。月经期经血从子宫下泄，治疗以活血为主；经后期血海空虚，治以补肾养精血为主；经间期为重阴转阳、阴盛阳动之际，治以补阳为主；经前期阴精与阳气皆充盛，治以活血、引血下行为主。本着调经以治本的原则，从肾着手，并根据月经的月节律性在月经不同时期灵活用药，以补肾填精血为主，佐以化瘀疏肝理气之品，这样才能够取得较好的临床效果。

在选方用药中，月经过少病因复杂，治疗周期往往比较长且难获速效，故在补益先天的同时应注意固护后天脾胃之本。临床中长时间应用滋补肾精之药有碍消化，故应在辨证基础上适当加一两味醒脾开胃、助运化之品，如木香、陈皮、枳壳、焦三仙、鸡内金等，以助患者坚持周期治疗，最终使肾－天癸－冲任－胞宫轴功能健全，肾精充足，脾运健旺，月经按时而下，经量溢泻正常。

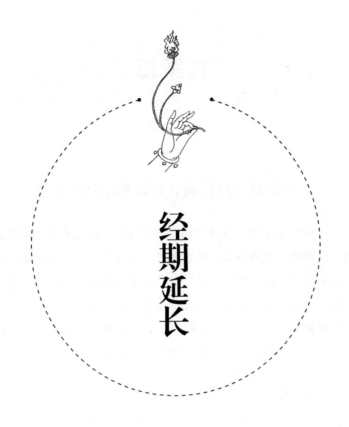

经期延长

经期延长是指月经周期基本正常，行经时间延长，超过 7
天，甚则淋沥达十余日者，亦称经事延长、经期过长、月水不
断或月水不绝。

古案篇

月经淋沥面色黄，辨证施治巧用方

一妇年四十余，月经不调，行时腹疼，行后又有三四日淋沥，皆秽水。口渴面黄，倦怠无力。以白术一两，归身尾、陈皮各七钱，黄连三钱，木通二钱，生芪、黄芩各二钱，炙甘草一钱。分作八帖，下五灵脂丸四十粒，食前服。

震按：此案用药，白术、黄连、归身、归尾用得最好。芪、芩嫌其太轻，更好在五灵脂丸。(《古今医案按》)

白话解读

一位四十多岁的中年女性，因为月经不调经常痛经，月经后半期又会出现经血三四天淋沥不净，而且臭秽难闻、色泽不鲜。伴面色萎黄，口干口渴，倦怠乏力。医生用炒白术一两，当归身、当归尾、陈皮各七钱，黄连三钱，木通两钱，生黄芪、黄芩各两钱，炙甘草一钱。共计八剂，用汤药送服五灵脂丸40粒，饭前服用。

俞震按：这位女性年龄四十有余，月经不调伴有痛经，且月经淋沥不畅，经期超过 7 天，属于经期延长。患者表现出一派虚证，且以中焦脾虚为主，故诊为脾虚不能固摄而致经期延长；因为气虚血瘀而见痛经及月经不畅；脾虚运化乏力，湿浊内蕴，郁而化热，又表现出一些热象，如口干口渴、所下秽水等。给予健脾养血、清热化湿治疗，用汤药送服五灵脂丸，空腹服用，收效显著。

正如俞震在按语中所言，白术、黄连、当归身、当归尾用得最好，生黄芪、黄芩嫌其太轻，妙处更在五灵脂丸的应用，用汤药送服可增加其活血化瘀之性，起到锦上添花的作用。

认识篇

一、古人如何看待经期延长

早在《黄帝内经》中就有关于类似经期延长的论述，如"悲哀太甚，则胞络绝。胞络绝，则阳气内动，发则心下崩，数溲血也"。说明情志过激会影响脏腑气血，导致经血的淋沥不断而经期延长。首次提出"月水不断"的病名是隋代医家巢元方。他在《诸病源候论》中云："妇人者月水不断，由损伤经血，冲脉任脉虚损故也。"之后历代医家对该病有较多研究，总结起来，发病原因因年龄不同而有不同的特点。

经期延长的病机为虚、热、瘀。

1. 虚

所谓虚，主要为气虚，因"气为血之帅，血为气之母"，经血的正常来潮有赖于气机升降出入运动的正常，气旺则血足，气和则血调。脾为气血生化之源，脾气主升，又统摄血液，有固摄胞宫之权。脾气健运，月经按时而来，按时而止。

若素体虚弱，或饮食不节，思虑过度都会损伤脾胃，使得中气不足，统摄无权，导致冲任胞宫固摄失约，不能制约经血的正常停止，从而出现经期延长。

2. 热

所谓热，主要为血热。虽说"血得温则行，得寒则凝"，但温之太过就会成热，会影响血行。这种热有三端：一则实热，如素体阳盛血热之人，月经量多，热迫血溢而致经期延长；二则虚热，素体阴虚，或久病伤阴，或房劳多产伤阴，阴虚不能制阳而虚热内生，扰动冲任血海，致经期延长；三则湿热，如经期产后，血室正开之时，阴阳交合，或外邪侵入（如带环及其他不洁操作），湿热蕴结冲任血海，使经行时间延长。正如《妇科玉尺》所述："经来十数日不止者，血热也。"

3. 瘀

所谓瘀，主要为血瘀。血瘀作为病理产物也是致病之因，各种原因如肝气不疏、外邪侵入、自身因素都可以导致瘀血的形成。瘀血阻滞冲任胞宫，致使新血不得归经，血行脉外而使经期延长。瘀血进一步阻滞气机运行，造成恶性循环，致脉络气血更为不通，终致胞络受损，冲任不固，经期延长进一步加重。正如《校注妇人良方·调经门》所说："妇人月水不断，淋漓腹痛……或因经行合阴阳，以致外邪容于胞内，滞于血海故也。"

经期延长进一步发展，可转为崩漏，正如张山雷所说："须知淋漓之延久，即是崩漏之先机。"

二、西医如何认识经期延长

西医没有经期延长的病名，但对经期延长的时间有明确的规定：经期延长虽然超过7天，但一般不超过14天就能自然停止，月经周期比较规律，与一些疾病相关。

1. 排卵性功能失调性子宫出血病

（1）黄体萎缩不全：表现为BBT呈双相变化，只是下降缓慢，由于雌-孕激素不能迅速下降，致子宫内膜不规则脱落，易使经期出血时间延长。

（2）卵泡分泌雌激素不足：由于新发育的卵泡分泌雌激素不足，导致内膜修复不良致经期延长。基础体温表现为双相，当体温下降至低相时，月经来潮量多，数日后淋沥而下，日久不净。

2. 子宫内膜炎性疾病

子宫内膜炎性疾病主要包括慢性盆腔炎、子宫内膜炎、子宫内膜息肉，以及宫内节育环所引起的经期延长。由于慢性炎症刺激，影响子宫内膜局部凝血机制而出现异常，导致经期延长，尤其是放置宫内节育器者。中医古籍无本病的相关记载，但这是现代社会出现经期延长的原因之一。

三、中西合璧话治疗

经期延长作为中医病名，其实包括西医的许多疾病，临床中应该本着先辨病再辨证的原则进行治疗。青春期和围绝经期的经期延长，主要以功能性多见，治疗时根据不同年龄调整月经周期是至关重要的；育龄期女性的经期延长既有功能性原因，又有器质性病变，要结合激素、超声及其他检查，判断发生的原因，结合月经的情况，包括量、色、质、出血时间进行辨证治疗。黄体功能不全者，必要时结合激素治疗；盆腔炎者，必要时结合抗炎药物治疗。

治疗篇

一、青春期经期延长

医案：少女晶晶的难言之隐

> 母亲 40 岁才有了晶晶。晶晶自小体弱多病，而且娇生惯养，初中毕业上了职高，学校要求必须住校，从小肩不能担担、手不能提篮的晶晶在学校有诸多的不适应，生活上缺乏自理能力让她身体上也出现了不少的毛病。半年前开始，月经每次一来就是十几天。每周回家的时候，妈妈都要为她洗换下来的衣服，结果发现女儿的月经总是不完。有时候月经干净了，内裤上也是脏脏的，而且还有异味。妈妈认定是晶晶的月经出现问题了，于是带她去医院检查。

晶晶，17 岁，未婚，学生。

初诊：2012 年 8 月 20 日。

主诉：经期延长半年余就诊。

现病史：12 岁月经初潮，后月经规律，周期 30 天，经期 6 天，经量中等、色暗红。半年前受凉后出现经期延长，经期 10～13 天，经量时多时少，受凉后还伴有腹痛，白带时而色黄、量多、有味。平素体质较差，容易疲倦乏力，心烦气短，时而周身燥热。食欲一般，大便偏干，睡眠可。

B 超检查：子宫附件未见异常，少许盆腔积液。

实验室检查：性激素六项结果均正常。

舌脉：舌质淡红，苔薄黄，脉细无力。

月经情况：LMP 2012 年 8 月 11 日至今。现 M9。

中医诊断：经期延长。

辨证：脾肾两虚，寒湿下注。

处方：桑寄生 12g，川续断 12g，菟丝子 20g，女贞子 15g，当归 15g，地黄炭 20g，砂仁 5g（后下），马齿苋 10g，艾叶炭 10g，肉桂 6g，生黄芪 15g，炒白术 10g，茯苓 12g，陈皮 10g，炙甘草 6g。7 剂，水煎服，每日两次，饭后温服。

医嘱：嘱注意保暖，避免辛辣刺激食物，调畅情志。

二诊（8 月 27 日）：药后 3 天血止，时而下腹部隐隐疼痛，现白带量中等、淡黄，耻骨上轻压痛，无反跳痛及肌紧张。疲倦乏力较前改善，时而腰酸腰痛，下腹部及下肢怕冷，心胸时而燥热，口干口渴，食欲有所改善，大便仍偏干、1～2 天 1 次，睡眠佳。现 M16。

舌脉：舌质淡红，苔薄黄，脉弦细。

处方：桑寄生 10g，川续断 10g，黄芩 10g，栀子 10g，沙参 20g，怀牛膝 15g，肉苁蓉 20g，红藤 12g，黄柏 10g，炒苍术 10g，太子参 30g，炒白术 10g。14 剂，水煎服，每日两次，饭后温服。

该方服 14 剂后月经来潮。经期停服，月经第 5 天开始服药，增加化瘀止血药物：三七粉 6g，海螵蛸 15g，茜草炭 10g，地黄炭 20g。药后月经 8 天干净。以此按照月经周期进行调整，两个月后经期恢复如常。复查 B 超，提示盆腔积液已除。

医案解读

晶晶为什么会出现经期延长

生活能力较差的晶晶素体虚弱，抵抗力较差，又感受寒邪，受寒后出现寒凝血瘀；月经来潮之际又因湿邪下注，寒湿交阻，气血运行不畅而见经期延长。湿邪下注，故白带量多，时有异味；湿瘀互阻，故下腹部隐痛；湿瘀化热，热扰于上，故心胸燥热，口干口渴，大便偏干。因为病程较长，B 超提示盆腔有积液，西医诊断为慢性盆腔炎。

慢性盆腔炎是什么病

该病是因机体自然防御功能遭到破坏，或机体免疫功能下降时，外源性致病菌侵入，发生在女性内生殖器及其周围结缔组织、盆腔腹膜的慢性炎症。慢性盆腔炎经常出现在育龄期女性，青春期女孩也有发生，诊断主要根据病史、症状和超声检查，西医一般采用抗生素和物理疗法。若为慢性盆腔炎，需要长期使用抗生素，这样会造成机体菌群的紊乱，西医也会同时选择中成药治疗。中成药的选择需辨证准确，否则就有可能雪上加霜。

晶晶经期延长的治疗思路是什么

晶晶主要由于平素体质较差，感寒之后出现经期延长，辨证为脾肾两虚，寒湿下注。治疗采用补脾益肾、散寒除湿的方法。药用桑寄生、川续断、菟丝子、女贞子、地黄炭补肾固冲；生黄芪、炒白术、茯苓、陈皮益气健脾；马齿苋、艾炭、肉桂温下元，散寒湿。治疗后症状改善，月经后以散寒补益为主，并加入化瘀止血之品调整月经周期。治疗后通过改善盆腔环境使月经恢复正常，复查B超盆腔积液消除，症状消失。

二、育龄期经期延长

医案一：结婚让她恐惧

莉莉是个漂亮的女孩，但是性格内向。虽然已经到了谈婚论嫁的年龄且追求者甚多，但是她却惧怕结婚。在男友的催促下，两年前她结婚了，但是5年前的经历依然让她不能忘记。5年前莉莉被查出患有子宫内膜异位症，口服激素类药物4年，后又查出因为服用激素造成骨质疏松，并注射过一些激素类药物，最终造成月经一来就十几天才干净。通过上网查资料，莉莉发现她的病有可能引起不孕。在她看来，不能怀孕对于女孩子就意味着不能结婚，这给她婚后生活造成了巨大压力，真的是这样吗？

莉莉，28岁，已婚，职员。

初诊：2015年1月3日。

主诉：主因月经先期伴经期延长3个月就诊。

现病史：既往月经规律，因子宫内膜异位症曾经口服妈富隆4年，后因药物引起骨质疏松。2013年服优思明（屈螺酮炔雌醇片，一种含有独特孕激素屈螺酮的短效避孕药）6个月，肌注诺雷得3针。半年前停用各种激素类药物，出现经期延长，周期 28～30 天，经期 12 天，前 3 天经量正常，色暗红，有小血块，之后褐色持续 1 周，经前期乳胀，白带正常。平素情绪低落，腰酸腰疼，小腹怕冷，食欲可，大便偏干，睡眠佳。工具避孕，无计划妊娠。

月经情况：LMP 2014 年 12 月 13～24 日。

舌脉：舌质淡暗，苔薄白，脉弦滑。

辨证：肝郁肾虚。

处方：女贞子 12g，枸杞子 15g，山茱萸 10g，黑桑椹 12g，白术 12g，山药 12g，郁金 6g，合欢皮 10g，梅花 10g，当归 12g，熟地黄 15g，黄精 10g，金银花 12g，连翘 10g，白芍 12g，炙甘草 6g，旱莲草 10g，三七粉 3g。14 剂，水煎服，每日两次，饭后温服。

医嘱：月经 2～4 天行性激素检查，记录 BBT。

二诊（1 月 10 日）：药后全身诸症改善，正值月经前期。治以温补肾阳，活血化瘀。

处方：当归 15g，生地黄 20g，川芎 6g，赤芍 10g，桃仁 10g，红花 10g，川牛膝 15g，鸡血藤 20g，丹参 15g，丹皮 12g，香附 10g，郁金 10g，木香 6g。7 剂，水煎服，每日两次，饭后温服。

该方服用至月经来潮不停，药后 2 天月经来潮，LMP：1 月 9 日，周期 28 天，现月经第 4 天，色暗红，血块较前减少，量中等，今日量减少，食纳可，大便偏干、1～2 天 1 次。

性激素检查（M2）：FSH 8.19mIU/mL，LH 4.75mIU/mL，E_2 34pg/mL，PRL 16.41ng/mL，P 0.64ng/mL，T 0.11ng/mL。

BBT 呈双相变化，但下降缓慢，考虑黄体功能不全。

舌脉：舌质淡暗，苔薄白，脉细滑。

处方：菟丝子 15g，女贞子 12g，覆盆子 10g，丹参 15g，丹皮 12g，当归 12g，杜仲炭 12g，地黄炭 15g，马齿苋 10g，生地榆 10g，仙鹤草 10g，蒲黄炭 10g，茜草炭 10g，三七粉 6g。7 剂，水煎服，每日两次，饭后温服。

药后 3 天经血干净，之后继续前法根据月经周期进行调治，最终 3 个月后经期正常，BBT 呈双相变化、直升直降。

莉莉的病如何辨证

莉莉出现经期延长日久，且婚后近两年一直都没有怀孕，主要为虚、为瘀。虚以肾阳虚为主。肾主生殖，主闭藏，肾气不足就会损伤冲任，以致血海蓄溢失常，表现为黄体功能不全致经期延长、白带清稀；由于肾阳不足，不能振奋阳气，故见精神不振、腰膝酸软、腰腹怕冷等；由于出血时间延长，因虚致瘀而月经时有血块、舌质较暗淡等。正如《诸病源候论》所说："劳伤经脉，冲任之气虚损，故不能治其经血。"治疗本着寒者温之、虚者补之、瘀者消之的原则，给予温补肾阳、理气消瘀之法。方中女贞子、枸杞子、山茱萸、黑桑椹、熟地黄、旱莲补肾，白术、山药健脾，郁金、合欢皮、梅花疏肝解郁，当归、三七活血化瘀。这里提示我们，中药温肾调肝类药物有促进卵泡发育、改善卵巢黄体功能的作用，用药后使得子宫内膜反应性良好而月经恢复正常。

什么是黄体功能不全

黄体功能不全是由于孕激素分泌不足，经前的子宫内膜仍停留在早期分泌阶段。BBT 出现高温相下降缓慢，说明黄体不能按期萎缩退化或不完全退化而持续分泌少量孕激素，使得子宫内膜不能按正常的时间剥落。这样的患者往往会影响受孕。莉莉主要是由于之前有过子宫内膜异位症，长期用药后影响了卵巢功能，影响了黄体，从而导致经期延长。

莉莉为什么要经期用药

莉莉由于黄体功能不全，而出现经期延长，而且经量较少，颜色黯黑而黏稠，这是因为经期血脉瘀阻，冲任气血下注胞宫，使得瘀血内阻更加严重，新血不得归经所导致。治疗时的经前期及经期用药比较关键，具体时间是月经的第1～4天要选用活血化瘀通经药物，使气血下行，经行顺畅。经期方用桃红四物汤加减化裁，加入鸡血藤、当归养血活血通经；因患者爱生气，故药中加入香附、木香、郁金理气活血通经，加丹参、丹皮等药凉血活血祛瘀。经期用药对于调治经期延长至关重要。

医案二：带环带出的问题

> 申女士和丈夫几年前来北京打拼，几年后在北京生了孩子，买了房子，日子过得很不错。由于既要带孩子，又要照顾公司业务，每天都让她疲惫不堪。两年前因为避孕套泄漏意外怀孕，申女士做了1次流产。这次流产让她觉得身体越来越差。为了以防万一，她带环避孕，可不成想，带环之后虽说不怀孕了，但月经一旦来了就不愿走，总是拖个10天才干净。到医院去看病，医生建议把环取了，可是申女士担心如果再怀孕如何是好。

申女士，32岁，已婚，已育，个体。

初诊：2014年1月29日。

主诉：经期延长半年余就诊。

现病史：既往月经规律，半年前因为带环出现经期延长，周期 28 天，经期 10 天，经量中等，有血块，时而腹部疼痛，曾经服用抗炎药治疗，但疗效欠佳。平素较爱生气，容易疲倦乏力，腰酸腰痛，白带量多、色偏黄，小腹部胀满。

舌脉：舌质暗红，苔薄黄，脉涩。

月经情况：LMP 1 月 8 日～1 月 17 日，经期 10 天。

B 超提示：子宫附件未见异常，节育环位置正常。

中医诊断：经期延长。

辨证：瘀血内停，阻碍气机。

治则：活血调经。

处方：川续断 12g，炒杜仲 15g，黄芪 25g，当归 15g，白芍 15g，红藤 12g，败酱草 10g，马齿苋 10g，香附 10g，郁金 10g，延胡索 12g，乌药 10g，黄柏 10g，苍术 10g。10 剂，水煎服，每日两次，饭后温服。

医嘱：禁食辛辣刺激性食物；调畅情志。

二诊（2 月 9 日）：服上方 10 剂后腰酸腰痛减轻，下腹部胀满减轻，近月经期，舌稍暗，脉细数，拟增加活血祛瘀之力。

处方：桃仁 15g，红花 15g，赤芍 10g，当归 25g，川芎 15g，炮姜 6g，益母草 25g，五灵脂 15g，炒蒲黄 10g，海螵蛸 15g，茜草 12g，黑荆芥 6g，炒杜仲 15g。7 剂，水煎服，每日两次，饭后温服。

上方服 2 剂后，月经来潮，出血量增多、色暗少块；4 剂后，经量减少，色暗，舌淡暗，脉弦细。

再次调整处方，养血止血调经。

处方：太子参 25g，当归 12g，白芍 15g，熟地黄 25g，川芎 12g，海螵蛸 15g，茜草 12g，黑荆芥 6g，炒蒲黄 10g，五灵脂 10g，三七粉 6（冲）。7 剂，水煎服，每日两次，饭后温服。

上方服 3 剂后，月经干净，唯轻微腰酸，余无不适。后继续治疗两个月，随访 3 个月月经正常。

医案解读

带环引起的经期延长将环取出就可以吗

带环后经期延长系指育龄期妇女放置宫内节育器后，节育器位置正常，出现经期延长（行经时间超过 7 天以上，甚或淋漓半月方尽，而月经周期基本正常）。因为节育器位置正常，可以起到避孕的作用，没有取出的必要。针对这种情况可以进行药物治疗。如果失治误治，时间长了可发展为崩漏。

带环后为什么会引起经期延长

中医学认为，带环后出现的经期延长是由于宫内节育器为金属制成，且为放置在子宫腔内的金属异物，属于胞宫受损，金刃所伤。胞宫血脉受损，瘀血阻滞，新血不得归经，则导致经期延长。这种经期延长如果得不到及时、有效的治疗，就像申女士一样，出血日久，则耗伤气血，气虚失于固摄，则冲任不固，可加重经期延长；气虚推动血行无力，血行不畅，又可加重瘀阻，最终形成恶性循环，日渐加重。

西医学认为，宫内节育器作为异物置于基本无菌的子宫腔，会对子宫内膜产生局部机械性压迫，从而引起内膜充血、坏死，以及表浅溃疡形成不易愈合而形成局部炎性改变，导致经期延长。并不是每位带环的女性都像申女士这么倒霉，一般发生率为 20% 左右。西医多采用抗炎、止血，或换、取节育器治疗，但疗效并不满意，有时候还会带给女性意外的创伤。

申女士的病如何辨证

由于节育器为异物，根据申女士的症状体征辨证为瘀血内停，阻滞气机。治疗以益气养血、活血调经为主，药用川续断、炒杜仲补肾固冲；黄芪、当归、白芍益气养血柔肝，提升正气；红藤、败酱草、马齿苋解毒活血通络，改善子宫内膜环境；香附、郁金疏肝理气，气机调畅经血方能如常；延胡索、乌药、黄柏、苍术清热燥湿，行气止痛。全方以调为主，攻补兼施，药性和缓，药后患者症状改善。至月经前期，增加活血化瘀之力，调节月经周期使其正常。经期用药于月经第五天服用，既不会使月经涩滞不畅，还会调节月经期的时间，最终收到良好的疗效。

医案三："乐天派"也有烦心事

小郭是个"乐天派"，即便是"天塌下来"的大事她也满不在乎，身体一直也不错。刚刚结婚不到 1 年，每天小两口黏在一起不愿分开，然而最近有一件事给小郭平添了许多烦恼。3 个月前因为出差 1 周，回家时月经还没干净，老公却说"如隔三秋"，执意要同房。小郭觉得反正月经也快完了，应该不会有什么问题。然而让她意想不到的是，本来正常的月经时间则变得很长，连她自己也忘了多久才干净。之后的两个月虽然再没有经期同房，但经期依然很长。平时总是垫着护垫，有时候肚子还不舒服，下体总有异味。到医院检查后医生说得了盆腔炎，可能还会影响怀孕。这下可真的让这个"乐天派"害怕起来。

郭某，25 岁，已婚，未孕。

初诊：2014 年 4 月 9 日。

主诉：主因经期延长 3 个月就诊。

现病史：患者既往月经规律，3 个月前因为经期同房导致经期延长。现月经周期 30 天，经期 9 ～ 11 天，经量中等、色暗红、有血块，伴轻度下腹部坠胀疼痛。经前期无不适，白带量偏多、色黄、有臭味，平素时有腰痛及小腹部坠胀疼痛，食欲可，二便调，睡眠可。结婚 1 年，一直工具避孕，现无怀孕计划。

B 超提示：子宫内膜炎，盆腔积液。

实验室检查：血常规化验正常。

月经情况：LMP 3 月 7 ～ 17 日，现 M22。

舌脉：舌质暗红，苔薄白，脉弦滑。

辨证：湿瘀互阻。

处方：忍冬藤 15g，红藤 12g，败酱草 10g，蒲公英 10g，连翘 15g，生蒲黄 12g，五灵脂 10g，当归 15g，川芎 6g，赤芍 10g，生地黄 20g，元参 15g。7 剂，水煎服，每日两次，饭后温服。

二诊（4 月 16 日）：用药后 1 周月经来潮，现月经第二天，经量及经色正常，下腹部坠痛已除，月经血块减少。

舌脉：舌质暗红，苔薄白，脉弦滑。

处方：三七粉 6g（冲服），蒲黄炭 10g，茜草炭 10g，杜仲炭 10g，生地黄 20g，马齿苋 10g，生地榆 10g，仙鹤草 12g，桑寄生 15g。14 剂，水煎服，每日两次，饭后温服。

嘱月经第五天服用该方。药后两天月经干净。继续前法按照月经周期进行调整，第二次月经经期 6 天，后随访 3 个月月经规律如常。

小郭为什么会出现经期延长

小郭由于新婚燕尔，小别之后不能控制，在经期出血似净非净之时同房导致经期延长。经期同房男性生殖器会把细菌带入阴道，而经血是细菌等微生物的良好培养基，极易滋生，并会沿子宫内膜内许多微小伤口和破裂的小血管扩散，感染子宫内膜，导致子宫内膜炎。中医学认为，经期同房可致瘀血内结，湿热下注而成此病，造成痛苦，所以一定要避免经期同房。

经期同房还会引起什么病

月经来潮时子宫内膜会逐渐剥离脱落，如果此时同房很容易将外阴及会阴周围的病菌带入阴道、子宫颈甚至子宫腔。细菌在有血的地方生长、繁殖，发生炎症，导致子宫内膜炎。炎症甚至可累及输卵管和盆腔器官。有些女性会发烧，下腹痛，而且月经量增多，经期延长。除此之外，子宫内膜碎块还可随子宫收缩的压力逆行进入输卵管，沿输卵管进入腹腔、盆腔，落到哪个地方就在哪个地方生长，导致子宫内膜异位症。经期同房因精子会与子宫内膜破损处和溢出的血细胞相遇，从而诱发抗精子抗体的产生，导致免疫性不孕。

小郭的病辨证思路是什么

小郭由于经期同房造成湿瘀互结出现经期延长。湿热下注则白带量偏多、色黄、有臭味；湿瘀互结，阻滞气机则腰痛及小腹部坠胀疼痛，经色暗，涩滞不畅也是湿瘀互结所造成的。治疗采用银甲丸加减，其中忍冬藤、红藤、败酱草、蒲公英、连翘清热利湿，生蒲黄、五灵脂化瘀通络，因病情较久故加入四物汤养血活血调经，在月经来潮的第五天酌加化瘀止血之品，三七粉、蒲黄炭、茜草炭促使月经周期恢复正常。

月经后期的用药特点是什么

小郭是由于子宫内膜炎而导致经期延长。由于炎症刺激，导致子宫内膜局部凝血机制异常，从而出现经期延长，表现为月经前半期正常，后半期出血量少而淋沥。因此治疗时要更多地关注行经后期，运用既能止血又兼化瘀之性的止血药收敛止血，以缩短经期。我们知道，止血药都有收敛之性，如果在月经初期使用，易出现止血而留瘀，有"闭门留寇"之弊。因此，在正常月经即将结束之时运用最好。一般我们可以在月经第五天开始服用，三七粉、蒲黄炭、茜草炭化瘀止血，因出血日久，加入杜仲炭、生地黄补肾涩精止血，马齿苋、生地榆、仙鹤草清热化瘀止血，改善盆腔局部环境。药症相符，故收到了很好的治疗效果。

三、围绝经期经期延长

医案：烦人的月经又乱了

冷女士是一名护士长，争强好胜，工作也是一把好手，各种技能比赛总是获奖。随着年龄的增大，冷女士渐渐觉得体力不支，40多岁的她已经开始眼花了。由于常年的护理操作，双手的皮炎总是反复。近半年月经也开始不太正常，到妇科去看，医生说她是围绝经期的内分泌紊乱，吃过黄体酮，停药后又反复，冷女士决定找中医看看。

冷女士，46 岁，已婚，已育，护士。

初诊：2015 年 8 月 1 日。

主诉：主因经期延长数月就诊。

现病史：既往月经尚规律，曾经 1 年前月经 50 天未来潮，服用黄体酮后月经来潮，后月经周期一直规律。近几个月不明原因出现经期延长，经期 7～10 天不等，经量较前减少、色暗红而黏稠、有少许血块。经前期症状不著，白带量少，但不觉干涩。平素时而疲倦乏力，口干口渴，偶尔烦躁烘热，但不出汗，腰酸腰痛，夜间时而手心发热，食欲可，二便调，睡眠可。既往有接触性皮炎病史，集中在两手、干性、开裂。

实验室检查：

性激素检查：FSH 23.7mIU/mL，LH 14.2mIU/mL。

月经情况：LMP：7 月 7～16 日，周期 28～30 天，经期 7～10 天，经量较前减少，现 M16。

舌脉：舌质偏红，苔少，脉细略数。

中医诊断：经期延长。

辨证：肝肾阴虚，瘀血阻络。

处方：生地黄 20g，熟地黄 20g，女贞子 20g，旱莲草 12g，元参 15g，太子参 30g，麦冬 12g，地骨皮 15g，浮小麦 30g，北沙参 15g，鸡血藤 20g，丝瓜络 12g，三七粉 3g。14 剂，水煎服，每日两次，饭后温服。

医嘱：调畅情志；禁食辛辣刺激性食物。

二诊（8 月 15 日）：药后疲倦乏力及口干改善，白带似有增加。服用两周后月经来潮，经量较前增加、色转红、血块不著，无痛经。现 M4。

舌脉：舌质偏红，苔薄白，脉细滑数。

处方：地黄炭 20g，女贞子 20g，旱莲草 12g，茜草炭 10g，蒲黄炭 10g，三七粉 6g，元参 15g，地骨皮 15g，杜仲炭 12g，桑寄生 12g，白茅根 15g。7 剂，水煎服，每日两次，饭后温服。

药后 3 天血止，之后给予滋阴补肾、化瘀通络之品继续调整。用药治疗 3 个月经周期后经期如常。

医案解读

冷女士为什么会出现经期延长

冷女士出现经期延长的根本原因在于生理性卵巢功能下降，也就是卵巢衰竭的前期。随着年龄的增大，一般 45～55 岁卵巢功能就会逐渐减退，卵巢分泌的雌激素就会减少，出现雌激素水平波动或下降所致的植物性神经系统功能紊乱，表现为烘热。性激素紊乱会导致月经的变化，如月经周期延长。中医学认为，冷女士处于"六七"和"七七"之间，肾气渐衰。肾藏精而主生殖，肾气衰影响月经，出现性激素的变化，主要表现为 FSH 升高，雌激素下降。因为冷女士争强好胜，时而肝郁化火，火热进一步耗灼肾精。肝肾同源，精血不足就会出现月经量较前减少。阴虚日久则瘀滞，故经血不循常道，导致经期延长。

围绝经期的经期延长有什么危害

女性进入围绝经期后，最主要的表现形式就是月经紊乱。月经紊乱的表现大致分为三种：一是月经间隔时间长，行经时间短，经量减少，然后慢慢停经。二是月经不规则，有的表现为行经时间长，经量多，甚至阴道大出血；有的表现为月经淋沥不断，然后逐渐减少直至停经。三是突然停经。绝经是进入更年期的重要表现之一。冷女士属于经期延长，如果不积极治疗会发展为阴道流血淋沥不断，而成漏下。

多数女性认为，这个时期出现冷女士这样的症状是很正常的，忍一忍就过去了。其实不然，要知道女性一生中大概有1/3的时间要在绝经后渡过，处理好这一时期，无疑对女性晚年生活质量的提高具有非常重要的作用。另外，围绝经期女性由于卵巢功能逐渐衰退，卵巢无排卵，体内普遍缺乏孕激素。再加上雌激素水平波动，这时候很容易发生子宫内膜癌及癌前病变。同时，长期阴道不规则流血会导致贫血，严重影响身体健康。女性在闭经一段时间后如果发现阴道流血明显增多，而且持续很多天都不停止，必须及早到医院检查，有针对性地进行治疗，并且每年进行妇科及全身的体检，避免一些疾病的发生。

冷女士的病辨证思路是什么

治疗以滋补肝肾、化瘀通络为主，方用二至丸加熟地黄滋阴补肾；生地黄、地骨皮、元参、麦冬滋阴清热；鸡血藤、丝瓜络、三七粉活血化瘀，通络改善卵巢功能；太子参、沙参益气养阴，金水相生。治疗后患者诸症改善。因患者以虚证为主，故于月经第五天开始用药，加强滋阴补肾、化瘀止血之力，加入茜草炭、三七粉、蒲黄炭化瘀止血；地黄炭、杜仲炭补肾固冲止血。药后经期较前缩短，经过巩固治疗后，经期如常。

调养篇

一、穴位辅助调理

常用穴：地机、三阴交。

备用穴：足三里、气海、血海、太溪、肝俞、太冲、肾俞。

方法：以常用穴为主，偏瘀者，加血海、肝俞、太冲；偏虚兼血少者，加气海、足三里、肾俞；偏热者，加太溪、太冲。自月经来潮前 3 天开始灸治，将点燃的艾条距离穴位皮肤 1～2cm 处施灸，灸至局部皮肤温热红晕、有灼热感为度，每次 15 分钟左右。病情较轻者，每日灸 1 次，灸至月经来潮。

同时配合耳穴按摩效果更佳。具体方法：选取耳部神门、内分泌、子宫、卵巢、皮质下、肝、肾穴。把王不留行子贴在一侧耳部的穴位上，每天按揉 3～4 次，每个穴位 1 分钟，4～5 次更换另一侧耳部穴位，共贴 4 次为 1 个疗程。耳穴按摩适合各型经期延长。

二、食疗养生助治疗

（一）青春期经期延长

麦冬茅根饮

原料：麦冬、百合各 10g，白茅根 12g。

用法：将上述三味药一起浸泡后入锅水煎，去渣，取汁，代茶饮。

功效：滋阴清热，凉血止血。适用于青春期阴虚内热引起的经期延长。

（二）育龄期经期延长

月季花饼

原料：鲜月季花瓣 100g，面粉 400g，鸡蛋 3 个，牛奶 200g，白糖 100g，精盐 1 撮，沙拉油 50g，发酵粉适量。

用法：将鸡蛋中加入糖、牛奶，搅匀后放入面粉、油、盐及发酵粉，轻搅成面浆。花瓣加糖浸半小时，和入面酱。汤勺舀面浆于五成热的油中炸酥。

功效：疏肝解郁，活血调经。适用于育龄期气滞血瘀之经期延长。

（三）围绝经期经期延长

莲藕花生猪骨汤

原料：莲藕 250g，花生 100g，猪骨 500g，红枣 10 个。

用法：将莲藕洗净，切成小块；花生、红枣洗净去核；猪骨洗净，剁成小块；一起放入砂锅中，加入清水，大火煮沸后，改用文火炖煮 3 个小时，以饮汤为主。

功效：补脾益肾，滋阴清热。适用于围绝经期脾肾两虚之经期延长。

心得篇

经期延长古已有之，但是随着现代社会女性生活状态的改变，青春期学习紧张，育龄期工作、精神压力增大，发生盆腔炎、子宫内膜炎、子宫内膜息肉等疾病的概率在增加。加之计划生育措施的实施，带环、人工流产等导致经期延长的发病率有上升趋势。此病单纯西医治疗效果不甚满意，严重影响了女性的生活质量。中西医结合是诊治经期延长的最好选择。

经期延长属于出血性月经病，辨证时先要分清是功能性的还是器质性的，之后根据不同月经期脏腑功能的不同，辨证进行治疗。就脏腑而言，离不开肾；治疗中离不开化瘀。在不同的月经期治法各有侧重。

1. 月经期

经期延长在月经期进行治疗，对于调整正常的月经周期是必要的。如果以实证为主，月经前就应该治疗，本着活血、行气、化瘀的治疗原则，促进子宫内膜脱落，缩短经期，用药宜选择活血化瘀通经、理气化瘀通经、散寒化瘀通经之品。如果是虚证为主的经期延长，可在月经第五天开始治疗，以健脾滋肾、养阴填精为主，以促进子宫内膜修复而止血，可以加用一些炭类药物，如清虚热而止血的黄芩炭、丹皮炭、茜草炭，补肾止血的杜仲炭、地黄炭等。

2. 经间期

育龄期黄体功能不全的经期延长要以温补肾阳为主，目的是促进黄体功能成熟。根据月经前半期和后半期出血情况的不同进行不同的治疗。如果月经前半期出血淋沥，总是排经不畅，到后半期量稍有增多多为黄体功能不全，BBT 表现为缓慢上升或上升温度不足，中医多辨证为"热瘀"，可以选用凉血化瘀止血之品，在月经尚未来潮前 3 天使用。如果月经前半期经量尚可，后半期点滴出血不净，多由黄体功能不全引起，BBT 提示体温双相，但下降缓慢，为孕激素不足、子宫内膜不规则脱落所致，中医多辨证为子宫络脉伤损一时未及修复而冲任失固，治疗在月经第五天开始用药更为关键，顺应经后属阴长之时，滋补肝肾以固冲任止血而调整月经周期。

3. 经前期

围绝经期的经期延长，治疗采用疏肝理气、活血调经之法，以助经血畅行。治疗的同时，要引导患者保持健康的生活方式和良好的精神状态，这有助于提高治疗效果。中医学认为，"正气存内，邪不可干"，懂得正确的养生方法会降低疾病的发生。同时，减轻患者的思想负担，使其积极面对这段正常的生理变化并配合治疗，能提高疗效，体现中医治病求本、防治结合的特色。

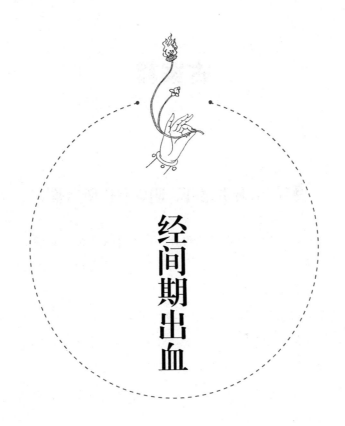

经间期出血

经间期出血，也称排卵期出血，是指发生在月经周期中间的少量阴道流血，多持续数小时至 2 ～ 3 天，一般不超过 7 天，测基础体温，出血时间与排卵期相吻合。

古案篇

经间出血责之肝，阴虚有热所当兼

一月经再行：性躁多气伤肝，而动冲任之脉，宜服九味四物汤，兼服滋阴丸。如误食辛热药物，致经再行，亦用九味四物汤，更服三补丸。

九味四物汤：熟地黄、当归、川芎、白芍、人参、柴胡、黄芩、黄连、甘草。水煎，空心服。

滋阴丸：知母、黄柏等分，蜜丸，滚汤下。

三补丸：黄芩（酒炒）、黄柏（酒炒）、黄连（酒炒）。蜜丸，白汤下。

（《竹林女科证治》）

白话解读

一个月两次月经往往患者多性情急躁，肝郁化热，引动冲任之脉，导致迫血妄行的月经中期再次来潮。这类患者应服用九味四物汤和滋阴丸。如果因服用辛热药物导致一个月两次月经来潮，也要服九味四物汤，并加三补丸。九味四物汤为四物汤加益气疏肝清热之品；滋阴丸主要是清下焦之虚热；三补丸主要用"三黄"（黄芩、黄柏、黄连）清三焦之积热。

古医案中没有经间期出血这一病名，具体的医案也不多见。但有"一月经再行"等对月经不调的描述，与"经间期出血"类似。此医案的出血主要责之于"热"，为热迫血溢而致出血。当然也有肝郁化热和过食辛热之品的不同。正如赵养葵（赵献可，字养葵。明末医学家）在《沈氏女科辑要》中所曰："经水不及期而来者，有火也，宜六味丸滋水；如不及期而来多者，加白芍、柴胡、海螵蛸。"经间期出血是否都是因实热而致呢？不然。赵养葵还说："如半月或十日而来，且绵延不止者，属气虚，宜补中汤。"因此，经间期出血者以有热为多，治疗时，在清热的同时不能忘记滋阴。临床中也有因虚而致经间期出血的，如气虚、阴虚等，不可不知。

认识篇

一、古人如何看待经间期出血

经间期出血，顾名思义是两次月经之间出现的阴道出血。古代没有经间期出血的病名，但有关于两次月经之间出血的认识，其将这个时期称为"的候"，认为这个时期最容易受孕，称其为"缊缊之时"。缊缊就是天地阴阳二气交互作用的状态。《周易》中就有"天地缊缊，万物化醇，男女构精，万物化生"之说，在这个时期适时同房则易受孕。如"天地生物，必有缊缊之时。万物化生，必有乐育之时。如猫犬至微，将受妊也，其雌必狂呼而奔跳，以缊缊乐育之气触之而不能自止耳。此天然之节候，生化之真机也……凡妇人一月经行一度，必有一日缊缊之候，于一时辰间，气蒸而热，昏而闷，有欲交接不可忍之状，此的候也。于此时……顺而施之则成胎矣。"可见，在明代以前，已认识到月经周期中有一日为"缊缊之时"，是容易受孕的"的候"。经间期出血也就是在这个时期发生的，会对受孕产生不同程度的影响，而形成疾病。

虽说中医古籍中没有经间期出血的病名，但也有一些类似的病证描述，如"月经先期""经漏""赤白带下""月经过少"等。其特点可以总结为不是月经而似月经。

不是月经是因为时间不对，多发生于月经周期后两周左右；血量不对，一般出血少于月经量，或者只是白带带血。

似月经是因为出血时间具有规律性，每次月经中期按期而至。

（一）为什么会出现经间期出血

古人认为，"的候"之时正值肾气充足、天癸成熟，冲任日渐满盈。这个时期肾阳功能开泄旺盛，肾阴相对不足，机体肾之阴阳会出现暂时性失去平衡。若阴不制阳，阴虚阳盛，就会虚火内生，迫扰冲任，伤络动血，鼓动经血使其非时而下，出现按期而至的阴道出血。此期过后，肾之阴和肾之阳复趋平衡，故出血自止。

该病多发生于青春期和生育期已有正常排卵的女性。这个时期，女性易受经、孕、产、乳的影响，身体常处于"阳常有余，阴常不足"的状态，因阴虚日久则生内热，"细缊之时"虚火与内动之阳气相结合，热灼血络，破血妄行而导致出血的发生。

（二）经间期出血的病机

经间期是冲任阴精充实、阳气渐长、由阴盛向阳盛转化的生理阶段，任何使阴阳转化不协调的因素均可导致经间期出血，归纳起来无外虚、热两端。

1. 虚
所谓虚，主要为气虚、肾虚、脾虚。由于先天禀赋不足，天癸未充，或房劳多产伤肾，或思虑过度，欲火偏旺，以致肾阴偏虚，虚火耗阴，精亏血损，月经来潮后血海空虚，阴精不足，阴血渐增至盛，冲任虚损，在生殖之精下泄时不能固摄阴血，导致经间期出血。妇人忧思伤脾，又加郁怒伤肝，于是肝经之郁火内炽，下克脾土，脾土不能运化，致湿热之气蕴于带脉之间；肝不藏血，亦渗于带脉之内，皆由脾气受损，运化无力，湿热之气随气下陷，同血俱下，所以似血非血之象现于其色也。絪缊之时，阳气内动，虚火与阳气相搏，损伤阴络，冲任不固，因而阴道出血。若阴虚日久耗损阳气，阳气不足，统摄无权，血海不固，以致出血反复发作。

2. 热

所谓热主要为湿热、郁热及虚热。平素湿热内伏冲任，排卵期阳盛，引动内伏湿热，致湿热之邪下注，血络受损，亦可致阴道出血，或赤白带下，这个阶段是容易受孕的。从西医学来看，也只有在围排卵期才有可能受孕，故古人所谓"絪缊之时""的候"正与"排卵期"相合。中医学对于经间期出血的病因病机亦尚未有明确而肯定的见解。《傅青主女科》有"先期而来少，火热而水不足"；"先期经来只一二点者……肾中火旺而阴水亏"之说，可得出肾阴亏损是本病的发病原因。另外，情怀不畅，肝气郁结，克伐脾胃，不能化水谷之精微以生精血，反聚而生湿，下趋任带二脉，蕴而生热。复加经间阳气内动，引动内蕴之湿热，热扰冲任子宫，以致出血。

二、西医如何认识经间期出血

西医学认为，在围排卵期才有可能受孕，这个时期与古人所谓"絪缊之时""的候"相合，西医学将这种现象的发生定名为"排卵期出血"。

1. 可能的原因

对于排卵期出血的发生原因目前并不完全清楚，有专家认为，子宫内膜炎症是导致围排卵期出血的主要原因，因为内膜增厚充血，脆性增加，再加上排卵期雌激素短暂性下降使得雌激素绝对或相对不足；或子宫内膜对雌激素波动过于敏感；或子宫局部因素异常，不足以维持部分增长的子宫内膜而出现少量的突破性出血。这可能与卵巢因素、中枢神经传递等综合作用有关。

2. 症状特点

多见于 20～40 岁青春期和生育期女性。出血量一般比较少，时间也较短，因为排卵后随着黄体的形成，体内雌激素水平和孕激素水平逐步回升，因此一般出血几日后可以自行停止。

3. 如何关注

如果偶然发生一次的排卵期出血不用太过紧张，一般不需要治疗；如果经常出现排卵期出血，并且伴有出血量较多、出血时间较长影响怀孕等就应该及时治疗。

4. 如何治

西医一般使用性激素治疗，主要是补充雌激素。这种治疗往往短期内有效，虽可暂时止血，但是停药后容易复发。

5. 有什么影响

因为出血正值排卵之时，伴随出血还会有一侧下腹胀痛不适、隐痛或疼痛明显甚至牵扯腰腹部及股内侧；因为每次月经中期都会出血，对女性的生理和精神都会产生不利的影响，影响其正常的生活和工作；因为出血要长时间垫卫生巾，日久会导致细菌滋生，出现一些炎性症状；最为重要的是，在排卵期本应该怀孕的时候，因为出血不能同房，从而影响妊娠，有些女性甚至认为自己得了不孕症，造成极大的精神负担。

三、中西合璧话治疗

古代医籍虽然没有经间期出血的专门论述，但在辨证论治的指导下，应首先排除一些原发病的危害，比如宫颈糜烂、宫颈息肉、宫颈癌、子宫内膜息肉、子宫黏膜下肌瘤等。中医治疗本病的效果非常好。西医治疗往往采取补充少量雌激素、孕激素或应用止血药等方法，虽然近期会有一定疗效，但激素运用有一定的禁忌，尤其是对于准备怀孕的育龄期女性。如何适当使用激素是一个关键性问题，而且激素停用后的远期疗效并不十分令人满意。因此，应中西合璧，采用西医的检测方法和技术有助于明确该病的诊断，之后按照中医的整体观念，将辨病与辨证相结合，从肾、肝、脾及气、血方面论治，根据女性所处的不同时期、不同的目的和要求进行治疗，不仅近期疗效明显，而且在巩固远期疗效、防止复发等方面优势突出，还能有效消除或改善伴随症状，标本兼顾，疗效确切。

治疗篇

一、青春期经间期出血

医案：为什么总是"倒霉"

小兰是一名高职三年级学生，最近她非常苦恼，是什么原因呢？原来，这几个月月经差不多每隔半月的时间就来烦她1次。每次虽然量不多，但也要垫护垫好几天。正赶上夏天，害得她连裙子都不敢穿。有时候她还觉得自己的下体臭臭的，即使每天洗澡也不管用。因为羞于启齿，一直也没有跟家人说，更没有到医院看病，后来她在公交车站旁的小广告上看到上面写的症状跟她的差不多，而且还说这种情况可能是得了"性病"。这可吓坏了小兰，于是她赶紧告诉了妈妈。妈妈告诉她小广告不可靠，但是也不能轻视，于是带她去正规医院看了妇科专家门诊。经过医生的询问和检查，最后确诊她的病是排卵期出血。

小兰，18 岁，学生。

初诊：2010 年 9 月 19 日。

主诉：主因两次月经期间间断出现阴道少量流血近半年就诊。

现病史：15 岁初潮，既往月经规律，半年前因为过食辛辣出现 1 个月两次阴道出血，1 次量多同月经量、色深红，1 次量少、色黯质黏，2～3 天可自行干净，无下腹部疼痛。平素白带色淡黄、有异味，时感口干口渴，烦躁，夜寐多梦，食纳可，二便调。

舌脉：舌质偏红，少苔，脉细数。

月经情况：LMP：2010 年 9 月 13 日。现 M7。

B 超检查提示：子宫、双附件未见异常。

中医诊断：经间期出血。

辨证：肾阴虚型。

处方：生地黄 15g，地骨皮 15g，山药 15g，茯苓 15g，山茱萸 10g，丹皮 10g，北沙参 15g，川续断 15g，桑寄生 15g，当归 15g，女贞子 15g，旱莲草 12g，黄柏 10g。10 剂，水煎服，每日两次，饭后温服。

医嘱：记录基础体温，调畅情志，禁食辛辣刺激性食物。

二诊（9 月 29 日）：服药 10 剂，本次月经中间未出现出血，口干口渴、烦躁较前明显改善，因上学煎煮汤药不便，后停药。之后第 2 个月月经按期来潮，月经周期 28 天，经量、色均正常。月经后患者继续服用前方 1 周，月经中期未出现出血，基础体温呈双相变化，月经第 2 天激素检查结果正常。

医嘱：调节饮食，调畅情志，注意经期卫生。

医案解读

小兰为什么会出现经间期出血

小兰 15 岁初潮，说明肾气迟至，肾阴不足，在经间期缊缊之时，阳气内动，肾阴不足，阴虚乃至虚火内生，再加过食辛辣刺激之品与阳气相搏，损伤阴络，冲任不固，从而出现两次月经中间出血。阴虚内热故口干口渴，烦躁，夜寐多梦；热邪灼伤带脉，故白带色淡黄。舌红少苔、脉细数均为阴虚证之象。西医学认为，由于各种因素导致卵泡中期 LH 的释放频率下降，雌激素合成障碍，在排卵期会出现雌激素下降所导致的出血情况。B 超结果和激素水平正常、基础体温监测呈双相变化，说明有排卵，在两次月经中间发生，故经间期出血诊断明确。

小兰的病如何治疗

中医辨证认为该患者属肾阴虚，治以滋肾养阴，固冲止血。方用两地汤加减。方中生地黄、女贞子、旱莲草、枸杞子滋养肾阴，女贞子和墨旱莲又具滋补肝肾、凉血止血之效；当归养血；地骨皮、黄柏清虚热，泻肾火；丹皮凉血止血；桑寄生、川续断温补肾阳；山药、茯苓补中益气，促使阴阳平衡。全方共奏补肾滋阴、养血固冲之功，使血中伏热升发。治疗选在经后期，以药物资助肾阴的渐盛，使经间期的阴阳转化协调，且能止血。从临床使用上看，此方加减治疗肾阴虚经间期出血疗效好，复发率低。

治疗的同时还要注意情志和饮食的调理，避免精神刺激、过激情绪发生，因为这些都会加重病情，不利于疾病恢复。饮食当以清淡、易消化为主，忌食辛辣、酒类、冷饮等刺激性食物。还要注意的是，出血期间更要注意外阴卫生，以免引起感染，发生子宫内膜炎。

二、育龄期经间期出血

医案一：幸福新娘的烦恼

3 年前，玲玲从法国留学回国，成为幸福的新娘。喜欢浪漫的她经常会在家中制造一些浪漫的氛围，也会跟公婆相处，全家上下很和睦，可是随着时间的推移，急于抱孙子的公婆眼瞅着肚子鼓不起来的媳妇，便开始催促小两口。玲玲其实也很想早些当妈妈，毕竟她已经过了 30 岁，但是无论两个人怎样努力肚子总是没有动静。久而久之，公婆便开始有了怨气，一向对妻子宠爱有加的丈夫也变得不明事理起来，一个美满的家庭就这样出现了危机。无奈之际，玲玲去了医院，妇产科医生经检查后认为，她患的可能是排卵期出血，并非没有生育能力。

玲玲，31 岁，公司主管。

初诊：2012 年 6 月 20 日。

主诉：主因经间期出血 1 年余就诊。

现病史：患者既往月经规律，周期 28 天，经期 5～6 天，经量中等、色暗红、时有血块。1 年前无明显诱因出现经间期出血，两次月经中间会有中等量出血，后西医诊断为排卵期出血，给予补佳乐口服治疗，用药后有所改善，但停药后又复发，出血色鲜红，伴较多膜状物，时而下腹部阵发性刺痛，白带量多、色黄、无味，经前期面部痤疮明显增多、色红、时起脓包。食欲尚可，大便黏腻不爽，睡眠佳。平素下腹部轻度坠胀不适，时而腰酸，自觉精力充沛，但运动后出血增多。

B 超提示：子宫附件未见异常，盆腔少许积液。

实验室检查：月经第 2 天性激素六项检查结果正常。

基础体温呈双相变化。

月经情况：G1P0，4 年前曾经人工流产 1 次。LMP：6 月 12 日，现月经第 8 天。

舌脉：舌质红，苔黄腻，脉滑数。

中医诊断：经间期出血。

辨证：湿热内蕴。

处方：苍术 12g，薏苡仁 30g，川牛膝 15g，黄柏 10g，当归 15g，生白芍 12g，生地黄 20g，炒丹皮 12g，炒地榆 12g，炒蒲黄 10g，龙胆草 6g，连翘 12g，三七粉 3g。14 剂，水煎服，每日两次，饭后温服。

医嘱：禁食辛辣刺激及海鲜、油腻之品；调畅情志；同时服用维生素 E 胶丸，每日 1 次。

二诊（7 月 4 日）：服药后两周未再出现经间期出血，面部痤疮较前明显减轻，大便黏腻不爽减轻，白带量减少、色转白。正值经前期，治以清热祛湿，养血调经。

舌脉：舌质淡红，苔薄黄，脉弦滑。

处方：当归 15g，生白芍 12g，生地黄 20g，炒丹皮 12g，赤芍 10g，苍术 12g，薏苡仁 30g，川牛膝 15g，生蒲黄 10g，五灵脂 10g。14 剂，水煎服，每日两次，饭后温服。

月经后再次给予清热利湿止血治疗，连续 3 个月未出现经间期出血，随访 3 个月顺利怀孕，后产下一健康女婴。

医案解读

玲玲为什么会出现经间期出血

玲玲虽然结婚 3 年没有怀孕，但是之前她有过怀孕的经历。人工流产每每耗伤气血，损伤肾气。之后由于迫切希望怀孕而出现情绪波动，肝气郁结，郁而化热；肝失疏泄，导致冲任不固，经血非时而下，出血发生在排卵期的"月经"，妨碍了夫妇的正常性生活，人为地造成精卵不能"鹊桥相会"，错过最佳受孕时期而致不孕。

为什么要配合使用维生素 E

维生素 E 属于脂溶性维生素制剂，具有人体中含有的天然抗氧化剂，是维持组织呼吸功能的必要物质。它有较强的抗氧化功能，能够清除体内自由基，维持细胞膜及细胞器的稳定性，还可调节末梢循环，使子宫内膜营养提高，以利于子宫内膜的修复。

玲玲的病辨证思路是什么

玲玲平时湿热内盛，邪热入血，热盛肉腐则面部痤疮；湿热下注则会大便黏腻不爽，甚至白带量多色黄；湿热内扰冲任，月经中期正处月经排尽之后，血海空虚，冲任衰少，继之阴精始渐充实，经气逐渐蓄积，阳气内动，此时为阴阳之积聚、转化阶段，冲任脉道逐渐旺盛，功能为阳，阳盛则热，引动内伏之湿热，湿热入于血络，则伤血动血，妄溢于冲任脉道之外，故见阴道出血，而且膜状物较多。病位在肝、脾、肾三脏，为阴虚冲任失养而兼夹湿热。治以清热利湿止血。以清热利湿为主，先治标，待湿热除再健脾补肾治本。选用四妙散合清肝止淋汤加味，方中苍术、薏苡仁、川牛膝、黄柏清热利湿；当归、生白芍、生地黄养血柔肝；丹皮、炒地榆、炒蒲黄、三七粉清热活血止血，化瘀止血；连翘、龙胆草解毒利湿消痈。

医案二：生孩子也像做科研

> 雯雯是个成绩优秀的医学女博士，毕业后成为大学老师的她又嫁了一位年轻科学家，两位"学霸"结婚就发誓先不要孩子，要好好充实自己。两年过去了，一切步入正轨，在家人的催促下雯雯准备怀孕。这位女博士怀孕也像做科研一样，先要有设想，然后有精细的准备，适时进行加工。但是1年过去了，成功申请了多项国家级科研课题的她，竟然不能完成自己生育的课题。她开始有压力，怀疑自己有没有这个能力；后来月经也出现了异常，每个月月经经常会光顾两次，经过查阅资料，她发现自己患的是经间期出血。

雯雯，30岁，教师。

初诊：2010年12月26日。

主诉：主因反复经间期出血近一年余就诊。

现病史：既往月经规律，月经周期26天，经期5天，半年前因为家庭矛盾致精神紧张，出现经间期阴道少量出血，1～2天即净。后因工作繁忙未引起重视，出血量及出血时间逐渐增加，5～6天才能干净，遂至医院就诊。月经前乳房胀痛，敏感易怒，腰膝酸软，夜寐梦多，纳差胁胀。

月经情况：末次月经2010年12月24日，就诊时为经间期出血第3天，量较多。

舌脉：舌暗红，舌边尖红，苔薄黄腻，脉细弦。

B超检查未见异常。

中医诊断：经间期出血。

辨证：肾虚肝郁。

治则：补肾养阴，疏肝止血。

处方：柴胡10g，白芍10g，生地黄10g，山栀子10g，牡丹皮10g，山药20g，山茱萸10g，茯苓10g，女贞子10g，墨旱莲15g，炒蒲黄10g，五灵脂10g，桑寄生15g，制首乌10g，鸡血藤30g。14剂，水煎服，每日两次，饭后温服。

医嘱：调畅情志；禁食辛辣刺激性食物。

二诊（1月15日）：药后阴道未再出血，腰膝酸软等伴随症状较前减轻，舌脉同前。此时为月经周期第23天，月经即将来潮，治以补肾疏肝活血为主。

处方：柴胡10g，白芍10g，生地黄10g，山栀子10g，山药20g，山茱萸10g，牡丹皮10g，茯苓10g，川芎10g，制香附10g，川牛膝10g，鸡血藤30g，炙甘草10g。5剂，水煎服，每日两次，饭后温服。

三诊（1月24日）：此时为月经干净后第2天，自诉经前乳房胀痛明显好转，饮食睡眠佳。

舌脉：舌红，苔薄白，脉细弦。

治以补肾疏肝养血为主，按照月经的不同时期调治3个月，经间期未再出血，停药后1个月顺利怀孕，2012年诞下一男婴。

医案解读

雯雯出现经间期出血的原因是什么

现代女性由于社会竞争的日益激烈，学习、家庭环境或精神因素等影响，导致肝失疏泄，肝气郁结，又因过劳导致肾气损伤，则见腰膝酸软、烦躁易怒、情绪不宁、郁郁寡欢等，严重影响女性的身心健康。因肝藏血，主疏泄，具有储存与调节血液、疏导气机的作用。肝藏血达到满盈，则通过冲任二脉输注于子宫。"肝肾同源"，同处下焦。肾藏精，肝藏血，肾中精气充盛则肝有所养，血有所主；肝血充盈，则肾精有所化生。精血互相滋养，使精血源源不断。肾司封藏，肝主疏泄，一藏一泄，相互协调，使子宫藏泄有期，经水行止有度。否则非时而泄，则成经间期出血。气能生精，气的运动促使精血的产生。阳依赖于阴而存在，阴也依赖于阳而存在。如果阴和阳之间的互根关系遭到破坏，就会导致孤阴不生，独阳不长。所以在补肾滋阴的同时，配伍补阳药以达阴阳平衡，促使阴阳转化协调，在絪缊之状萌发时自无出血之虑。

雯雯的病辨证思路是什么

雯雯肝郁肾虚，絪缊之时，相火易动，阴不制阳，阳气内动，扰于阴络而出血。《竹林女科》指出，"一月经再行"的发病原因系由"性躁多气伤肝，而动冲任之脉"或"误食辛热药物而致再行",即认为本病与肝、血的关系密切,以"肝郁化火,迫血妄行,损伤冲任二脉"为主要病机。治以滋补肝肾,疏肝止血。药用女贞子、墨旱莲、牡丹皮、桑寄生、制首乌滋补肝肾清虚热;柴胡、白芍、山栀子疏肝清热;生地黄、山药、山茱萸补肾固冲;炒蒲黄、五灵脂、鸡血藤养血通络化瘀。药后阴液渐复,虚火逐渐减轻,出血得止。月经前以补肾疏肝活血为主,月经后滋阴补肾,养血疏肝,防止经间期出血再度发生,经过治疗,收效显著。

三、围绝经期经间期出血

医案:快要绝经为什么还频繁出血

王女士已经快50岁了,过了四十,她就开始对更年期特别恐慌,因为她母亲42岁就开始更年期,那时她常把家里搞得鸡犬不宁,这让她记忆犹新,心想"将来我可不能像我妈那样,每天烦躁、出汗、夜里不睡觉"。王女士自小身体不好,听别人说像她这样的体质更年期会更早,还好40岁之后又顺利渡过了将近10年。她觉得自己倒是没有母亲那样的症状,只是月经的量越来越少。但是最近1年王女士经常每隔半个月就出血1次,有时量多点儿,有时量少点儿。这是怎么回事呢?

王女士,48岁,教师。

初诊:2013年1月6日。

主诉：主因经间期出血1年余就诊。

现病史：既往月经规律，近两年月经量较前明显减少，近1年时有经间期出血，出血较月经量为少，点滴而出，持续5～7天才干净，色淡褐色，护垫即可解决，伴头晕腰酸，神疲乏力，怕冷便溏，面色淡白。食欲尚可，食量较小，食后轻度腹胀，大便不成形，受凉后尤甚，睡眠尚可。

月经情况：LMP 2012年12月23日，月经量少、色淡暗、无血块、淋沥不畅6～7天才能干净。

舌脉：舌质淡，苔白腻，脉沉细无力。

中医诊断：经间期出血。

辨证：脾肾阳虚。

处方：党参15g，炒白术12g，炒山药30g，桑寄生12g，川续断12g，杜仲炭12g，紫石英25g，赤石脂30g，补骨脂15g，砂仁5g，花蕊石15g，神曲15g，淮小麦15g。7剂，水煎服，每日两次，饭后温服。

二诊（1月13日）：服药3天后又见阴道少量出血，但持续1天点滴而净，色仍为淡褐色，2天干净。仍感神疲乏力、腰膝酸软，纳少，便溏。

舌脉：舌淡红，苔薄白，脉沉细无力。

处方：补骨脂15g，党参15g，黄芪20g，升麻6g，鸡血藤20g，紫石英30g，菟丝子15g，巴戟天6g，桑寄生15g，川续断12g，花蕊石15g，焦神曲15g。14剂，水煎服，每日两次，饭后温服。

该方服用两周后月经来潮，经量较少、3天而净，怕冷及腰酸较前明显改善，大便已经成形，舌淡红，苔薄白，脉沉细较前有力。上方加仙茅 10g，仙灵脾 10g，继续服用。第 2 个月未见经间期出血。之后复诊随症加减，后诉月经周期规律，未再出血，诸症好转。

医案解读

王女士为什么会出现经间期出血

王女士平素体虚，形寒肢冷，大便溏薄，为脾阳不足，因正值围绝经期，激素水平变化，卵巢功能下降，肾阳渐衰，导致胞宫虚寒，冲任失固，经血溢于脉外而出血。《傅青主女科》云："先期而来少者，火热而水不足也。"又云："先期经来只一二点者……肾中火旺而阴水亏。"指出肾阴亏损是本病的发病原因。肾虚则头晕腰酸，怕冷便溏，月经量少，色暗淡；脾虚则食少，食后腹胀，便不成形。

王女士的病辨证思路是什么

治疗应考虑患者的年龄因素，以温补脾肾为主。月经后温肾壮阳，固涩止脱，选用震灵丹化裁。方中补骨脂、紫石英既温补肾阳，又温脾止泻。药理研究还证实，补骨脂中所含的补骨脂素对妇科出血有较好疗效。赤石脂温养脾胃，其质黏腻，颇具收涩之功；禹余粮亦有固涩之功，两药合用，在收涩的同时温养脾胃。桑寄生、川续断、杜仲炭补肾固冲，同时具有止血的生理活性。全方补脾肾，固冲任。经前期肾阳不足，阳气不盛，以仙茅、淫羊藿、巴戟天等温肾壮阳；经后期胞宫虚寒，肾阴亏虚，阴液不足，以山茱萸、熟地黄等补血养阴。经治疗后患者诸症改善。

治疗时要注意补而兼止，防止出血再度发生。因为围绝经期经间期出血并没有规律性排卵，如果不提早治疗有可能发展成漏下。

调养篇

一、生活调摄

1. 了解排卵期的生理，注意排卵期保持精神愉快，避免精神刺激和情绪波动，注意保暖，避免寒冷刺激，避免过劳。

2. 掌握排卵期出血的原因，注意排卵期卫生，预防感染，注意外生殖器的卫生，出血期绝对不能有性生活。

3. 排卵期要穿柔软、棉质、透气性好的内裤，内裤要勤洗勤换，换洗的内裤要放在阳光下晒干。

4. 排卵期不宜吃生冷、酸辣等刺激性食物，多饮开水，保持大便通畅。血热者经期前宜多食新鲜水果和蔬菜，忌食葱、蒜、韭、姜等刺激燥湿生热之物。

二、食疗养生助治疗

（一）青春期经间期出血

芹菜金针汤

原料：芹菜 120g，鲜藕 120g。

用法：将芹菜、藕洗净，芹菜切成丝，藕切成片，加水适量，煎汤服用。

功效：清热凉血。适用于青春期经间期出血。

（二）育龄期经间期出血

生地黄粥

原料：生地黄 30g，粳米 60g。

用法：将生地黄洗净切片，用清水煎煮 2 次，取汁 100mL；将米洗净，加水适量煮粥，将熟时倒入药汁再煮 10 分钟后服用。

功效：滋阴凉血止血。适用于育龄期阴虚血热型经间期出血。

（三）围绝经期经间期出血

山药枸杞粥

原料：山药 20g，枸杞 20g，大米 60g。

用法：上料洗净，煮粥食用。

功效：滋阴止血。适用于围绝经期脾肾两虚型经间期出血。

心得篇

经间期出血作为病名虽然古医籍未有明确认识，但是现代社会该病的发病日益增多。我认为，工作压力的加大、生活节奏的加快使得女性更易出现肝郁症状。肝之疏泄失调，郁而化热，致排卵期迫血而溢。目前该病有逐年增多的趋势。西医学仍无法阐明其具体发病机理，单纯采用止血、激素等替代对症治疗。中医学认为，月经的产生是脏腑、气血、经络作用于胞宫的结果。

青春期女孩排卵期出血，清热治疗的同时应该注意补肾。因为此时天癸刚至，肾气未充，使用补肾药物不可过于温燥或滋腻，应多选用平补之品，如桑寄生、川续断、菟丝子等，以调和肾中阴阳，使肾气得充，经血得调。

育龄期排卵期出血，宜在清热的同时注意化瘀，因气滞、气虚而为瘀者多见。化瘀药可选用化瘀止血的三七粉、茜草炭、炒蒲黄等。同时还要注意调畅情志，记录基础体温，饮食清淡，进行综合调治，通过促排卵增加受孕机会。如果偶尔出现1次经间期生理性出血无须治疗，其多可自愈。如果是影响妊娠的经间期出血则需要引起重视。

围绝经期排卵期出血，治疗时不可忘脾肾双补，滋阴固冲。经常或反复出血的患者必须引起重视，需及时就医，避免病情加重导致崩漏的发生。治疗此病时，要注意服药的时间，经后期至经间期（也就是卵泡期）为治疗的最佳时期，治补肾滋阴养血，因势利导，顺势而为。